チームケア時代を拓く
看護マネジメント力UPマガジン

Nursing
BUSiNESS
2024年夏季増刊

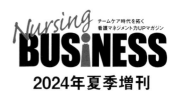

病院主体の入退院支援から
地域ぐるみの支援へ

地域とつながる外来看護が鍵！

看護管理者が進める
地域療養支援
ガイドBOOK

［編著］
医療法人渓仁会 手稲渓仁会病院 副院長 兼 看護部長
田中いずみ

JN014953

MC メディカ出版

はじめに

　2024年度のトリプル改定では、医療・介護・福祉が一体となって有機的な改革が進められています。今後は「病院主体の入退院支援」から「地域ぐるみの療養支援」という考え方へとシフトしていくでしょう。看護職は所属する施設の機能にかかわらず、医療・ケアのゴールを目の前の困りごとだけではなく、その人の暮らし・生活に焦点を当てて設定していかなければなりません。そのため、本増刊のタイトルにも「退院支援」という言葉を用いずに、"地域全体でそこに住む人々の暮らしを支援する"という思いを込めて「地域療養支援」という言葉を使いました。

　本書では、トリプル改定の内容を踏まえて、これからの地域全体での療養支援の考え方と仕組みについて実践事例をもとに解説しています。急性期、回復期、慢性期病院という各機能を持つ施設が地域の実情に合わせて内部組織を変革しながら支援体制を整えている姿は、地域連携の仕組みを検討している看護管理者にとって役立つことでしょう。また、在宅との接点となる外来看護は、今後の地域包括ケアシステムの鍵を握っています。地域の人々の健康増進や重症化予防、救急外来を含めた地域とのつなぎ役を果たす新たな外来の役割が紹介されています。同じく在宅と病院を繋いでいる救急車の役割からは、地域のインフラを理解しなければならないことが分かります。最後の章では、労働力の不足が懸念される中での地域連携における ICT 活用を紹介しています。また訪問・通い・泊まりの機能をもつ看護小規模多機能型居宅介護は、地域における看護職の役割拡大による新たな地域連携のカタチを示しています。

　医療・介護・福祉のどの領域にも携わっている看護師がその地域で活躍するためには、ネットワークを作り、仕組みを整え、人材を育成する看護管理者のリーダーシップが必要です。本書が新たな地域連携を考えている看護管理職のお役に立つことを願っています。

2024年 5月

田中いずみ

ナーシングビジネス
2024 年夏季増刊

CONTENTS

第1章 これからの地域療養支援と看護管理者の役割

第2章 病院の地域療養支援の取り組み

編著者・執筆者一覧

編著者

田中いずみ　医療法人渓仁会 手稲渓仁会病院 副院長 兼 看護部長………………【はじめに、第1章-1】

執筆者（掲載順）

小野田　舞　一般社団法人 看護系学会等社会保険連合 事務局長 …………………………【第1章-2】

次橋　幸男　公益財団法人 天理よろづ相談所 天理よろづ相談所病院 企画情報室 ………………【第1章-3】

高村　洋子　公益財団法人大原記念倉敷中央医療機構 倉敷中央病院 副院長・看護本部長………【第2章-1】

山口　由紀　公益財団法人大原記念倉敷中央医療機構 倉敷中央病院 救急医療統括看護師長…【第2章-1】

岡本　充子　社会医療法人 近森会 統括看護部長 ………………………………………………【第2章-2】

小澤　美紀　医療法人社団三喜会 鶴巻温泉病院 看護部長 ……………………………………【第2章-3】

杉本真理子　医療法人社団朋和会 西広島リハビリテーション病院 副院長／看護介護部部長…【第2章-4】

寺田　朱美　医療法人健和会 奈良東病院 看護部長 ……………………………………………【第2章-5】

戸倉さゆり　洛和会音羽リハビリテーション病院 看護部長 ……………………………………【第2章-6】

東谷　朗子　医療法人渓仁会 手稲渓仁会病院 副看護部長／外来統括マネジャー …………【第3章-1】

秋山　順子　茨城県立中央病院・茨城県地域がんセンター 看護局長………………………………【第3章-2】

小六真千子　株式会社町コム 代表取締役／
　　　　　　　訪問看護・リハビリテーションセンターななかまど中央 管理者………………【第3章-3】

本多なおみ　株式会社スマイル 居宅ピンポンハート
　　　　　　　主任介護支援専門員・看護師・社会福祉士 ……………………………………【第3章-4】

庄司　隆広　札幌市消防局 警防部 指令一課長
　　　　　　　前　札幌市消防局 警防部 救急課長 …………………………………………【第3章-5】

森田　理恵　鳥取大学医学部附属病院 副病院長・看護部長 ……………………………………【第4章-1】

前城　公子　社会医療法人誠光会 淡海医療センター 副看護部長 ………………………………【第4章-2】

斉藤亜希子　社会医療法人母恋 日鋼記念病院 副院長・看護部長 ……………………………【第4章-3】

工藤　美香　社会医療法人母恋 看護小規模多機能型居宅介護つむぎ 所長…………………【第4章-3】

安田　毅　社会医療法人母恋 看護小規模多機能型居宅介護つむぎ 副所長…………………【第4章-3】

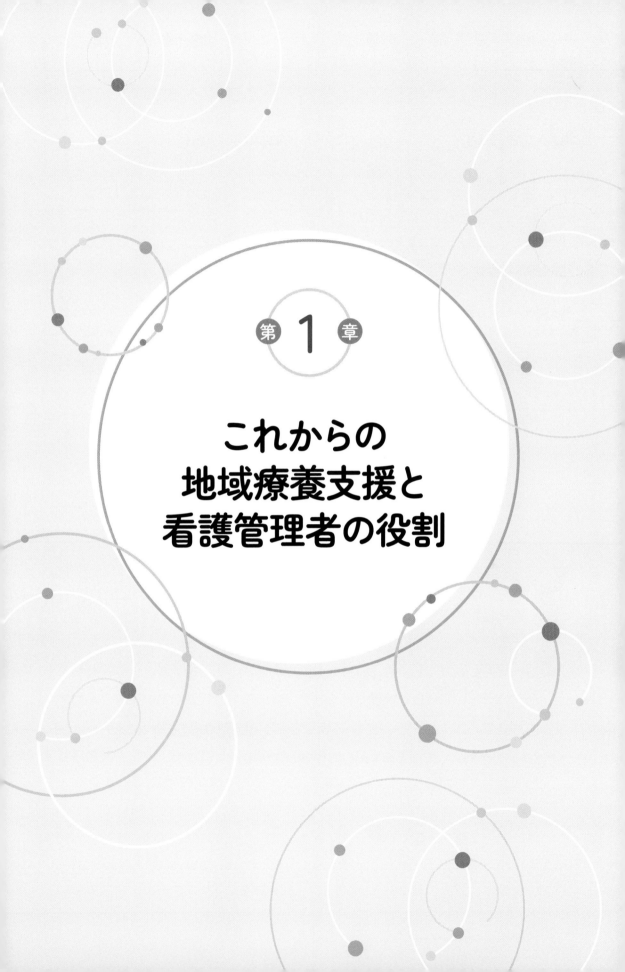

第1章

これからの
地域療養支援と
看護管理者の役割

1

これからの地域療養支援と
看護管理者の役割

医療法人渓仁会 手稲渓仁会病院 副院長 兼 看護部長
田中 いずみ

地域療養支援は地域に暮らしているその人を地域全体で支えるという意識改革がスタートになります。本稿では、地域のネットワークづくりの一例として手稲区の看護部長の有志と2015年に立ち上げた看護連携「ナースっくる」、地域療養支援の人材育成の一例として地域療養支援モデルスタッフ育成プログラムを紹介し、地域療養支援が行える内部環境の仕組みづくりの取り組みから看護管理者の役割と今後の課題について述べます。

入退院支援から地域療養支援へ

　地域包括ケアシステムの概念について田中滋は、「日常生活圏を単位として、何らかの支援を必要としている人々を含め、誰もが、望むなら、住み慣れた地域のすみかにおいて、自らも主体的な地域生活の参加者として、尊厳を保ちつつ安心して暮らし続けられるための仕組み」と定義しています[1]。もともと地域包括ケアシステムとは、そこに住んでいる人々の暮らしがベースにあり、当事者が主人公となって、医療や介護が必要なときに、専門家が支援するものです。しかし病院にいる看護師は「入院前支援」「退院支援」の名にとらわれ、病院を基軸として支援を考えがちで、支援のゴールを退院まで、あるいは転院までしか考えていないことも見受けられます。国においては、これまでの施設から地域へ、あるいは医療から介護への垂直連携から、在宅を中心に入退院を繰り返し、最後は看取りを要する患者を支えるための水平の連携を推進

しています[2]。しかしながら、その人の暮らしに焦点を当てて地域全体で目標を共有して支援しなければならないと頭ではわかっていても、なかなか有機的で全体的なつながりになっていないのが現状のように思います。

そこで医療法人渓仁会 手稲渓仁会病院（以下、当院）では、入退院支援ではなく「地域療養支援」という言葉を用いています。これは、「病を持ちながらも自分らしい生活を送れるように患者の意思を尊重し、地域を含めた多職種チームで地域に暮らす人々を支援する」と定義されています。また、2023年度の病院方針として、高度急性期機能をもつ当院においてもこれまでの「治す」中心の機能から「治し支える」役割があることを明確に打ち出しました。

コロナ禍における看護職がそうであったように、未知なる医療・介護の困難な状況に対して、何が起きても、どのような状況にあっても看護を提供していくのは私たち看護師です。看護職同士連携を図り、多職種と協働しながら地域がひとつのチームとなって、そこに住む人々の暮らしを支えたいと思います。そのためには、病院や、在宅領域、介護などのそれぞれが、自施設の患者・利用者のみを対象者ととらえるのではなく、「地域に暮らしているその人を地域全体で支える」という意識改革がスタートになります。

地域のネットワークづくり

地域をひとつのチームとして機能させるためには、地域のネットワークが基盤となります。ここで手稲区の看護部長の有志と2015年に立ち上げた看護連携を紹介します。当地区の看護連携「ナースっくる」は「ナースがつくる」「ナースがくるっと手をつなぐ」という思いから名づけました（**図1**・次ページ）。会の目的は、地域の看護職とともに医療と暮らしを支え、先を見ながら地域の看護を創造することで、年に2回の看護部長との交流会と看護職のための研修会を実施しています。この連携をカバーしている半径10〜20kmの範囲には大小さまざまな病院・施設があり、病院名は知っていても、病院・施設の変化する機能を互いに把握できずにいました。しかしこの看護ネットワークを発足してから、毎年「ナースっくる」マップを作成して連携先の状況理解に

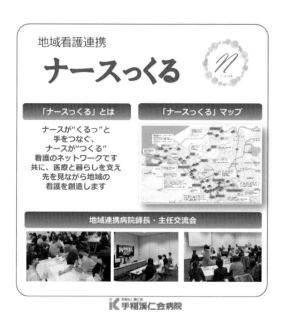

図1 看護連携「ナースっくる」

努めています。また看護部長の交流会ではそれぞれの抱える悩みを共有します。どの地域にもさまざまなネットワークがあるかと思いますが、有機的なネットワークとなるためには看護管理職が代わっても、人と人との交流として続けることが肝要です。「ナースっくる」も10年をかけて顔の見える連携から、"考えのわかる連携"になったと思います。

地域療養支援の人材は地域で育成する

　地域療養支援と一口に言っても、看護師誰もがすぐにできるものではなく、支援するためには高い能力が求められます。健康状態の把握だけでなく治療の効果や予後を理解しなければなりません。また家族構成の変化で複雑で多様化する社会的課題に対応できること、さらには、変化する地域の医療・介護の提供体制も把握しなければなりません。そこで当院ではTKH（手稲渓仁会病院）地域療養支援モデルスタッフ育成プログラムを作成しました（表1・表2・12ページ）。このプログラムの目的は「地域療養支援に関する知識を深め、多職種と協働したより質の高い支援の実践能力と、自部署でロールモデルとなり教

表1　地域療養支援モデルスタッフ育成プログラムの内容

目的	・地域療養支援に関する知識を深め、多職種と協働したより質の高い支援の実践能力を養う ・自部署での地域療養支援においてロールモデルとなり教育的な役割を発揮できる力を養う
対象者	・キャリアラダーレベルⅣ相当（自薦および部署責任者の推薦）の看護師 ・他部署（自薦および部署責任者の推薦） ・地域医療機関の看護師
教育期間	・約1年
方法	・講義（多職種含）・演習、グループディスカッション・実習（訪問診療、訪問看護、PSC）

育的な役割を発揮できる力を養う」ことです。当初は院内の看護職を対象にしていましたが、現在は医療ソーシャルワーカー（MSW）やリハビリテーション部、栄養部の多職種も参加し、「ナースっくる」で連携している看護職が参加することもあります。訪問看護や退院支援カンファレンスの実習を組み、事例検討を重ねて自己の能力を高めるとともに、自部署での地域療養支援のための課題を探ります[3]。この研修によって、現場のスタッフ同士も看護部長間のように、顔の見える連携から互いの考えがわかる連携にもなることを願っています。

地域療養支援の仕組みづくり

　地域全体の支援への意識改革、ネットワークづくり、人材育成の次は、地域療養支援ができるための内部環境の仕組みづくりです。

1. 患者サポートセンターによる支援の統合

　当院の患者サポートセンター（PSC；Patient Support Center）は、病院の患者だけでなく地域の住民、医療福祉関係者などの相談窓口を一本化したワンストップサービスを提供するところです。大切なのは自分たちの業務の効率化を目的にするのではなく、暮らしている人々の医療、福祉の相談、円滑に治療や療養が進むことを目的にすることです。マトリクス組織としてMSWだけでなく医師事務作業補助者などの事務職を配置しています。とくに看護師はさ

表2 2023年度地域療養支援モデルスタッフ育成プログラム（年間計画）

2023.4

	4月	5月	6月	7月	8月	9月	10月	11月	12月	2024年1月	2～3月
	参加者募集	参加者決定	プログラム始動	プログラム・講義			実習		事例報告会	活動報告会	認定合否決定
プログラム履修生		<学習のねらい>[望む生活者をチームで支えるための知識を学び、対象者を生活者としてとらえるための意識改革を図る]			[地域に看護をつなぐために、地域療養支援に関わる関係職種の活動の実際を知り役割理解を深める]				[自己の地域療養支援の課題に、希望に沿った意思決定支援ができるような学びで深め、実践力を高める]		認定結果後]
	□所属長への参加表明 □プログラム説明会	□申請レポートの提出	□初回オリエンテーション（自己目標の共有） □講義 ①地域療養支援看護師 短期帯訪問看護	□医療ソーシャルワーカー	□講義（院外） ③訪問診療 ④ケアマネジャー ⑤訪問看護		□実習Ⅰ ①訪問看護 ②訪問診療（2日間）	□実習Ⅱ ③PSC（3日間）□特別講義・演習 在宅看護	□活動報告会への参加 □事例報告会（プレゼンテーション形式）□実習レポートの提出		□修了証・バッジ授与 [看護師キャリアラダー
モデルスタッフ／プログラム修了生（院内看護師）		<活動／学習のねらい>[地域療養支援に関する知識をブラッシュアップし、参加者の学びをファシリテートする役割を担う]			[所属長や地域療養支援部門の支援を受けながら、自部署での活動を計画・実践する]		[地域療養支援に関わる意思決定支援に関わる研修に主体的に参加し、自己の実践を表現する力を高める]		[自己の活動や事例をまとめ、組織や地域に貢献するモデルスタッフとしての役割を再認識する]		
	□プログラム日程の確認		□講義への参加 □プログラムの企画・運営 プログラム（希望者）に参加		□自部署での活動計画立案・実践		□研修の参加 例）地域看護連携 「ナースくるる」研修	□特別講義・演習	□活動報告会の準備 □特別講義への参加	□活動報告会	

まざまな相談機能に対応するために精神看護専門看護師、がん看護専門看護師、慢性疾患看護専門看護師、さらには認知症看護認定看護師を配置しています。また兼務とはなりますが、歯科衛生士、薬剤師、管理栄養士、手術室看護師もいます。さまざまな困りごとに対応できるように、専門性の高い職員で構成し院内のみならず、地域の患者に対応できるような構成をとっています。

たとえば、地域住民の「どの診療科を受診すればよいか」「症状があるのですぐに受診したい」などの問い合わせがあります。医療機能の分化が進み医療へのアクセスを難しく思う住民が多くなるでしょう。そこでこのPSCでは看護職とMSWが協働して地域住民からの相談や、紹介状を持たず直接来院する患者のトリアージを行っています。地域住民の健康上の困りごとに耳を傾け、症状や社会的背景を考慮し、当院だけでなく地域の医療機関につなぎます。相談件数は、高額医療などの制度説明を含めると1カ月で約2,300件と年々上昇しています。しかし、病院としては対応した数よりも、対応できなかった内容を重視しています。救急車の不応需やほかの医療機関からの紹介でお断りした内容を、毎日、病院幹部と共有しています。そこに改善すべき内部環境の問題があります。

2. 地域療養支援ナビシートによる支援患者のスクリーニング

地域療養支援という考えで、2012年から、病棟、外来問わず、いつでも誰でも支援が必要な対象者からのサインをキャッチし、多職種で支援する患者支援システムを構築しました。改変を重ねて現在は「外来在宅療養支援ナビシート」を用いて支援しています（詳細は99ページ参照）。

3. 高齢者救急連携搬送支援チームの活動

昨今、高齢者の救急搬送の増加が問題となっています。先ほど述べた毎朝報告される救急車の不応需報告からも明らかでした。そこで高齢者救急患者に対する連携推進の一助として軽症・中等症患者の「連携搬送」に対応する高齢者救急連携搬送支援チームを設置しました。誤嚥性肺炎や尿路感染などにより救急搬送されてくる方の中には、軽傷で急性期病院での治療が必要でないもの

の、すぐに自宅や施設に戻ることが困難な患者がいます。救急車の受け入れは救急科で行い、原疾患の治療のめどが立った患者は救急総合診療科で医師が治療を継続すると同時に高齢者救急連携搬送支援チームが起動します。慢性疾患看護専門看護師が患者状態から継続ケアの必要性を検討し、MSW は地域の医療機関への転院調整をしています。

地域療養支援の鍵を握る外来看護

　地域療養支援を担うのは地域と接する外来になります。これまでの外来は診療の補助がメインでしたが、現在は治療の外来へのシフトに伴い、重要な意思決定は外来でなされることがほとんどです。看護のトップマネジャーとして、これまで病棟中心の看護体制から外来を軸とした体制づくりが必要ではないかと考えています。そのために、専門看護師など能力の高い看護師を外来に配置したり、外来と多職種との協働体制、外来業務の標準化などを行い診療科の特徴に応じた連携をしています。

構造的に地域をとらえて支援を考える

　看護のトップマネジャーとしては、俯瞰して地域を見て構造的に暮らしを支える支援体制をつくらなければならないと考えます。**図2** には、現在の地域療養支援の枠組みを示しました。中心には地域療養支援の目的になる「そこに暮らしているその人の『生きる』を支える」を置いています。図全体で表しているのは、看護に限らず地域の「ネットワーク」と「情報共有」です。先ほど紹介した地域の人材育成など「教育」に関すること、地域のためにどのような人員を配置するかなど「体制」に関すること、支援のための「業務システム」を整える必要があります。そして何より、そこにいる人々の「参画」も必要です。まだまだ道半ばですが、地域のためにそれぞれの職種、専門家が考え実践している支援を統合して、それらが継続できるように努めたいと考えています。

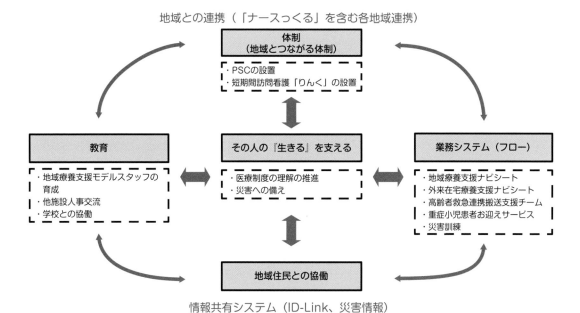

図2 地域療養支援の構造図

看護管理者の役割と今後の課題

　ここまで当院の活動を紹介しながら、地域で暮らす人々を支援するための枠組みを述べてきました。一貫して大切なのは、自分の施設の経営上の課題や看護職としてやりたいことから地域を見るのではなく、暮らしている人々の視点から医療、介護を考えることです。2015 年に厚生労働省から出された『保健医療 2035 提言書』では、インプット中心から患者の価値中心の医療・介護へのパラダイムシフトを提言しています[4]。看護管理職の役割として診療報酬に適切に対応しなければなりませんが、近視眼的に対策を考えるのではなく、地域の医療・介護を守るという自負をもち、地域のケアリーダーとして何をすればよいのかを考えなければなりません。また、細分化されている医療・介護システムの中で統合して対象者に対応できるのも私たち看護職だと思っています。そのときに注意しなければならないのは、足りないこと、不足していることを指摘し合うのではなく、補完し合うことだと思っています。そのためにはともに学び合うことが重要です。地域で連携した支援事例を地域の方々と振り返って、その後の経過を確認し、自分たちのケアを評価する。それを積み重ね

ていくことが真の地域の信頼関係を築き、その地域に合った医療・介護のあり方につながっていくと信じています。

　今後の課題は、その人の生活機能の理解と効率的な情報共有です。地域の暮らしに焦点を当てたときに、看護職の生活機能への理解が不十分であることを痛感しています。たとえば「離床」という言葉１つとっても、看護師によって意味するものが違います。さらに、医師、理学療法士、作業療法士とも意味するものが違うのではないでしょうか。患者の支援目標を「離床」を促して自宅に帰ることとしたとしても、どこまで自分でできるのか、離床の目的がトイレまで歩行することなのか、洗面なのか、その目的によって、できる活動、している活動は違います[5]。エビデンスに基づいた生活機能の評価ができるように、現在当院では生活機能の学習[6]を始めました。また"生活"の概念は広いものです。家庭での役割や仕事への参加など社会との関わりも大切な視点です。しかし当院のような急性期病院では把握することが難しいものもあります。地域全体で生活機能についての理解を深め、互いに情報を共有し、その人に合った効率的な支援を目指したいと考えています。

● 引用・参考文献
1）田中滋監．田城孝雄ほか編．"はじめに"．地域包括ケアシステムの深化と医療が支えるまちづくり．東京，東京大学出版会，2022，iv.
2）厚生労働省．かかりつけ医機能について．第93回社会保障審議会医療部会資料1-1．2022．https://www.mhlw.go.jp/content/12601000/001016984.pdf（2024.3.8 閲覧）
3）田中いずみほか．地域の看護の仲間とともに地域の看護力向上をめざして：ナースっくるの取り組みから．看護．74（1），2022，70-3.
4）厚生労働省「保健医療2035」策定懇談会．保健医療2035 提言書．2015．https://www.mhlw.go.jp/file/05-Shingikai-12601000-Seisakutoukatsukan-Sanjikanshitsu_Shakaihoshoutantou/0000088654.pdf（2024.3.8 閲覧）
5）大川弥生．新しいリハビリテーション．東京，講談社，2004，224p.
6）大川弥生．「よくする介護」を実践するためのICFの理解と活用：目標指向的介護に立って．東京，中央法規出版，2009，136p.

2

トリプル改定にみる 医療・介護の連携推進

一般社団法人 看護系学会等社会保険連合 事務局長
小野田 舞

2024（令和6）年度診療報酬・介護報酬・障害福祉サービス等報酬のトリプル改定に先んじて実施された意見交換会では、医療・介護・福祉の連携において多岐にわたる課題があがりました。これらの議論を経た改定はこれまでにない規模で「地域連携」を推進するものとなりました。本稿では2024年度トリプル改定の中から、医療・介護・福祉の連携に関する内容を中心に解説します。

はじめに

　2024（令和6）年度診療報酬・介護報酬・障害福祉サービス等報酬のトリプル改定は、これまでにない規模で「地域連携」を推進する改定となりました。これまでの日本は、縦割り行政という言葉に代表されるように、事業分野ごとで国の仕組みづくりが行われてきました。しかし、わが国の急速な少子高齢化がもたらした社会課題に対しては、縦割り行政で対処することはすでに困難な状況です。2024年度トリプル改定においても、厚生労働省内で医療・介護・福祉の垣根を越えた議論が交わされたのではないかと（期待を込めて）推察しています。この改定によって地域連携を推進し、地域包括ケアシステムで掲げられている「住み慣れた地域で自分らしい暮らしが実現できる社会」に近づくことができるか、ここから考えていきましょう。

同時改定に向けた医療・介護・福祉の連携に係る議論

　同時改定では診療報酬と介護報酬の整合性を図る改定が行われます。2024年度トリプル改定の前には、診療報酬の改定項目を議論する中医協と、介護報酬の改定項目を議論する介護給付費分科会の、それぞれから集まった関係者による意見交換会[1]が3回開催され、医療と介護にまたがる課題の認識の一致が図られました。これまでの同時改定でも意見交換の場はありましたが、改定の前に3回も開催されたことはなかったように記憶しています。それほど医療・介護・福祉にまたがる課題は多く、実際に意見交換会で取り扱われたテーマは、医療・介護・福祉の連携、リハビリテーション・口腔・栄養、認知症、アドバンス・ケア・プランニングなど多岐にわたりました。そのうち、医療・介護・福祉の連携については、新型コロナウイルス感染症の拡大によって露呈した、医療機関と介護・福祉サービスとのスムーズな連携、介護施設や福祉施設における感染症対策の対応などの宿題に対し、どのような仕組みが必要であるか意見が交わされました。また、障害福祉サービス利用者の高齢化への対応や、介護・福祉における医療ニーズへの対応なども課題に上がりました。

介護保険施設に協力医療機関を定めることを義務化

　前述した議論を受け、医療と介護の連携を推進する診療報酬・介護報酬の改定が行われたわけですが、注目すべきなのは、介護報酬改定において、すべての介護保険施設に対し、24時間の相談体制・診療体制・入院受け入れ体制を確保した協力医療機関を定めることを義務化した点です（3年間の経過措置あり）。これまでも、介護保険施設（特別養護老人ホーム、老人保健施設、介護療養型医療施設、介護医療院）は運営基準において、入所者の急変時や入院治療に対応するための協力病院を定めることとされていました。また、特定施設（有料老人ホーム、養護老人ホーム、軽費老人ホーム）や認知症グループホームは、協力医療機関を定めることとされていました。しかしながら、多くの施設が協力医療機関との対応を確認したのが施設設立時であり、必ずしも連携体

制に関する定期的な確認を行っていない現状が介護給付費分科会にて報告されました[2]。また、同分科会では、施設入所者に入院加療が必要になった際に、高齢者側が求める医療と、協力医療機関側が提供する医療とにギャップが生じていることも指摘されていました[2]。このように、介護施設などと協力医療機関との連携が形骸化してしまっている現状が、介護給付費分科会の場で明らかになりました。実際にこの形骸化は、新型コロナウイルス感染症拡大時に大きな影響をもたらしたとも考えられます。これまでの形式的な連携体制の構築ではなく、中身のある連携・協力関係をあらためて構築するために、2024 年度介護報酬改定において、すべての介護保険施設に協力医療機関を定めることが義務化されることとなりました[3]。

　介護保険施設における協力医療機関の要件は以下の通りです。

① 入所者の病状が急変した場合等において、医師又は看護職員が相談対応を行う体制を常時確保していること。

② 診療の求めがあった場合において、診療を行う体制を常時確保していること。

③ 入所者の病状の急変が生じた場合等において、当該施設の医師又は協力医療機関その他の医療機関の医師が診療を行い、入院を要すると認められた入所者の入院を原則として受け入れる体制を確保していること。

　高齢者施設などにおける協力医療機関の要件は以下の通りです。

① 利用者の病状の急変が生じた場合等において、医師又は看護職員が相談対応を行う体制を常時確保していること。

② 診療の求めがあった場合に、診療を行う体制を常時確保していること。

　すべてを同じ医療機関で対応するか、複数の医療機関を定めることで対応するか、いずれでもよいとされています。しかしながら、医療資源が少ない地域では、協力医療機関が 1 つの医療機関に集中してしまうことが予測されます。また、入所者の入院を原則として受け入れるとなると、看護管理者にベッドコントロールの負担が増し、病院経営の指標である病床稼働率にも影響を与えかねません。一方の介護保険施設・高齢者施設側においても、利用者が協力医療機関などに入院した後に病状が軽快し、退院が可能となった場合には「速やか

に再入居させる」努力義務を課す、とされています。高齢患者の場合、治療経過を見通しにくいことも多く、施設側にとっても再入居のための空床管理は困難であることがわかります。このような地域では、地域医療構想調整会議やサービス調整連絡会議などの場で、今回の改定影響をしっかりモニタリングし、必要に応じて、都道府県や国の議論にフィードバックすることが重要です。

医療・介護・福祉の連携推進に向けた診療報酬・介護報酬改定

　介護保険施設に協力医療機関を定めることを義務化したことに伴い、中身のある連携・協力関係の構築に向けた診療報酬・介護報酬改定は、**図1** [4] の中央にある5つの柱に基づいて評価が行われました。主な改定内容のうち、医療・介護・福祉の連携について、看護が関わる改定内容を中心にピックアップして紹介します（**図1・図2**）[4]。

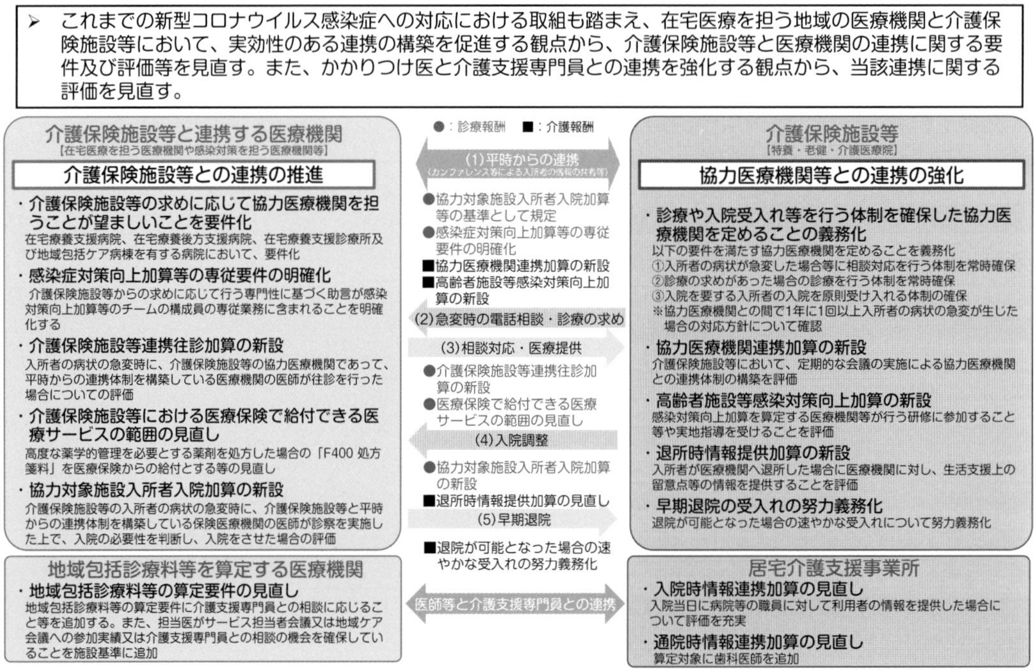

> これまでの新型コロナウイルス感染症への対応における取組も踏まえ、在宅医療を担う地域の医療機関と介護保険施設等において、実効性のある連携の構築を促進する観点から、介護保険施設等と医療機関の連携に関する要件及び評価等を見直す。また、かかりつけ医と介護支援専門員との連携を強化する観点から、当該連携に関する評価を見直す。

●：診療報酬　■：介護報酬

介護保険施設等と連携する医療機関
【在宅医療を担う医療機関や感染対策を担う医療機関等】

介護保険施設等との連携の推進

・**介護保険施設等の求めに応じて協力医療機関を担うことが望ましいことを要件化**
在宅療養支援病院、在宅療養後方支援病院、在宅療養支援診療所及び地域包括ケア病棟を有する病院において、要件化

・**感染症対策向上加算等の専従要件の明確化**
介護保険施設等からの求めに応じて行う専門性に基づく助言が感染対策向上加算等のチームの構成員の専従業務に含まれることを明確化する

・**介護保険施設等連携往診加算の新設**
入所者の病状の急変時に、介護保険施設等の協力医療機関であって、平時からの連携体制を構築している医療機関の医師が往診を行った場合についての評価

・**介護保険施設等における医療保険で給付できる医療サービスの範囲の見直し**
高度な薬学的管理を必要とする薬剤を処方した場合の「F400 処方箋料」を医療保険からの給付とする等の見直し

・**協力対象施設入所者入院加算の新設**
介護保険施設等の入所者の病状の急変時に、介護保険施設等と平時からの連携体制を構築している保険医療機関の医師が診察を実施した上で、入院の必要性を判断し、入院をさせた場合の評価

地域包括診療料等を算定する医療機関

・**地域包括診療料等の算定要件の見直し**
地域包括診療料等の算定要件に介護支援専門員との相談に応じることを追加する。また、担当医がサービス担当者会議又は地域ケア会議への参加実績又は介護支援専門員との相談の機会を確保していることを施設基準に追加

（中央の柱）
(1)平時からの連携
【カンファレンス等による入所者の情報の共有等】
●協力対象施設入所者入院加算等の基準として規定
●感染症対策向上加算等の専従要件の明確化
■協力医療機関連携加算の新設
■高齢者施設等感染対策向上加算の新設

(2)急変時の電話相談・診療の求め

(3)相談対応・医療提供
●介護保険施設等連携往診加算の新設
●医療保険で給付できる医療サービスの範囲の見直し

(4)入院調整
●協力対象施設入所者入院加算の新設
■退所時情報提供加算の見直し

(5)早期退院
■退院が可能となった場合の速やかな受け入れの努力義務化

医師等と介護支援専門員との連携

介護保険施設等
【特養・老健・介護医療院】

協力医療機関等との連携の強化

・**診療や入院受入れ等を行う体制を確保した協力医療機関を定めることの義務化**
以下の要件を満たす協力医療機関を定めることを義務化
①入所者の病状が急変した場合等に相談対応を行う体制を常時確保
②診療の求めがあった場合の診療を行う体制を常時確保
③入院を要する入所者の入院を原則受け入れる体制の確保
※協力医療機関との間で1年に1回以上入所者の病状の急変が生じた場合の対応方針について確認

・**協力医療機関連携加算の新設**
介護保険施設等において、定期的な会議の実施による協力医療機関との連携体制の構築を評価

・**高齢者施設等感染対策向上加算の新設**
感染対策向上加算を算定する医療機関等が行う研修に参加すること等や実地指導を受けることを評価

・**退所時情報提供加算の新設**
入所者が医療機関へ退所した場合に医療機関に対し、生活支援上の留意点等の情報を提供することを評価

・**早期退院の受入れの努力義務化**
退院が可能となった場合の速やかな受入れについて努力義務化

居宅介護支援事業所

・**入院時情報連携加算の見直し**
入院当日に病院等の職員に対して利用者の情報を提供した場合について評価を充実

・**通院時情報連携加算の見直し**
算定対象に歯科医師を追加

文献4より引用

図1 医療と介護の連携の推進（イメージ）

○医療と障害福祉サービスの連携及び高齢化する障害者施設における適切な医療提供に向けた取組等を推進するために、主に以下の見直しをおこなう。

1．障害者支援施設における医療保険で給付できる医療サービスの範囲の見直し
➤ 医療と介護の両方を必要とする状態の患者が可能な限り施設での生活を継続するために、障害者支援施設に入所している末期の悪性腫瘍の患者に対して行った訪問診療の費用を医療保険において算定可能とする。

2．医療的ケア児（者）に対する入院前支援の評価の新設
➤ 医療的ケア児（者）が入院する際の在宅からの連続的なケアを確保する観点から、事前に自宅等を訪問し、患者の状態や人工呼吸器の設定等のケア状態の把握を行った場合について、新たな評価を行う。

3．入退院支援加算1・2の見直し
➤ 入退院支援加算の対象となる「退院困難な要因を有している患者」に、特別なコミュニケーション支援を要する者及び強度行動障害の状態の者を追加する。
➤ 特別なコミュニケーション支援を要する者及び強度行動障害の状態の者に対し、入院前に医療機関と本人・家族等や障害福祉サービス事業者等とで事前調整を行うことの評価を新設する。

4．リハビリテーションに係る医療・介護・障害福祉サービス連携の推進
➤ 医療保険のリハビリテーションと障害福祉サービスである自立訓練（機能訓練）の円滑な移行を推進する観点から、医療保険の疾患別リハビリテーションと障害福祉サービスの自立訓練（機能訓練）を同時に実施する場合について、疾患別リハビリテーション料の施設基準を緩和する。

5．有床診療所における医療・介護・障害連携の推進
➤ 有床診療所による医療・介護・障害福祉サービスにおける連携を推進するために、介護連携加算を介護障害連携加算と名称を改めるとともに、肢体不自由児（者）を算定可能な対象として追加する。また、施設基準である介護サービスの提供について、介護保険の訪問リハビリテーション、訪問栄養食事指導及び障害福祉サービスの医療型短期入所の提供実績を追加する。

6．就労支援に係る医療機関と障害福祉サービスの連携の推進
➤ 精神障害の特性を踏まえ医療機関と障害福祉サービスとの連携を推進する観点から、診療情報提供料（Ⅰ）の注4に規定する情報提供先に、就労選択支援事業所を追加する。

文献4より引用

図2 医療と障害福祉サービスの連携の推進

1．（診）入退院支援加算1・2の見直し

入退院支援加算は、患者が住み慣れた地域で療養や生活を継続できるよう、入院早期から退院困難な要因をもつ患者を抽出し、入退院支援を行うことに対する診療報酬上の評価です。2024年度改定では関係機関とのさらなる連携強化と入院前からの支援を強化する観点から、以下のような改定がありました。

（1）点数の引き上げ
・入院時支援加算1　230点　→　入院時支援加算1　240点
・入院時支援加算2　200点　→　入院時支援加算2　200点

（2）入退院支援加算の対象となる疾患への追加

入退院支援加算1・2の対象となる「退院困難な要因を有している患者」について、以下が追加となりました。

・要支援状態であるとの疑いがあるが要支援認定が未申請であること

・コミュニケーションに特別な技術が必要な障害を有する者

・強度行動障害の状態の者

（3）入院事前調整加算の新設

前述した入退院支援加算を算定する患者のうち、コミュニケーションに特別な技術が必要な障害を有する患者と、強度行動障害の状態の患者について、当該患者の在宅生活を支援する障害福祉サービス事業者などと、事前に入院中の支援に必要な調整を行った場合の加算が新設されました。
・（新）入院事前調整加算　200点

🦉 医療的ケア児（者）に対する入院前支援の評価の新設
　医療的ケア判定スコア16点以上の医療的ケア児の入院に際し、在宅からのケアを継続することを目的に、事前に医師または看護職員が自宅などを訪問してケア状態の把握を行った場合の評価が新設されました。
・（新）医療的ケア児（者）入院前支援加算　1,000点
　　　　（情報通信機器を用いて行った場合は500点）

　その他、入退院支援加算1の施設基準で求める連携機関数に係る改定もありました。
　今回の改定によって、入退院支援加算1の増点や、福祉サービス利用者への拡大など、より実のある連携につながることが期待されています。しかしながら、現在の入退院支援加算は入院基本料への加算であり、つまりは入院後の患者のみが対象となっています。在院日数が短縮している昨今においては、外来の場でも在宅療養を継続するための支援が求められています。また、救急外来における非入院帰宅患者への療養支援の必要性も報告されており[5]、入退院支援は新たなフェーズへの進化が必要になっていると考えられます。
　また、今回新設された入院前の支援への評価は、いずれも予定入院を想定しています。やがては、予定外の入院に際してもスムーズな連携を行えることが期待されますが、まずは予定入院での入退院調整を適正に運用し、その仕組みを定着させていくことが先の戦略として必要であると考えます。

2．感染症対応の連携体制の構築に向けた改定
　2020年に始まった新型コロナウイルス感染症の拡大は医療崩壊の危機をも

たらし、医療・介護・福祉の提供体制にも大きな宿題を残しました。世界中の人々が往来する現代では、感染症が急激に拡大するリスクは今後も続きます。このような新興感染症に対策を講じるべく、2021（令和 3）年の医療法改正、2022（令和 4）年の感染症法改正を経て、2024 年度からの第 8 次医療計画において、新興感染症対策が重点的な対応を必要とする 6 事業目に位置づけられました。新興感染症の発生時から拡大期までの各段階において、どのような機関がどのような対応を行うかを協議し、平時において医療協定を結ぶことなどが医療計画に記載されます。この動きに対応して、2024 年度トリプル改定では、感染症における医療と介護の連携が行える仕組みなどが強化されました。

（診）新興感染症に対応する医療提供体制の構築と連携に関する改定

　2022 年度診療報酬改定で新設された感染対策向上加算について、医療提供体制に関する施設基準の見直しや、医療と介護の連携を高めるための改定が行われました[6]。

（1）第 8 次医療計画における協定締結の類型にあわせた見直し

　感染症法上で規定されている感染症指定医療機関に関する要件が加わることになりました。

・感染対策向上加算 1、同 加算 2

（追加）感染症法第 38 条第 2 項の規定に基づき都道府県知事の指定を受けている第一種指定医療機関であること。

・感染対策向上加算 3

（追加）感染症法第 38 条第 2 項の規定に基づき都道府県知事の指定を受けている第一種指定医療機関、または、都道府県知事の指定を受けている第二種協定指定医療機関（発熱外来に係る措置を講ずるものに限る）であること。

・外来感染対策向上加算

（追加）感染症法第 38 条第 2 項の規定に基づき都道府県知事の指定を受けている第二種協定指定医療機関（発熱外来に係る措置を講ずるものに限る）であること。

（2）介護保険施設などとの連携を推進する見直し

　感染対策向上加算１の施設基準に、介護保険施設などから求めがあった場合には、当該施設などに赴いての実地指導など、感染対策に関する助言を行うとともに、院内感染対策に関する研修を介護保険施設などと合同で実施することが望ましいことが明示されました。

（3）専門性の高い看護師などの専従要件の明確化

　感染対策向上加算１の施設基準に、感染対策などの専門的な知見を有する医師・看護師などが、介護保険施設などからの求めに応じて、専門性に基づく助言を行ってよいこと、また、当該助言が各加算における専従業務に含まれることが明示されました。この改定は、医療機関における多様な働き方に対する評価のひとつにも位置づけられています。そのため、施設に赴いて助言に携わる時間は、原則として月10時間以下であること、という施設基準の厳守も必要となります。

　また、感染対策向上加算以外に、緩和ケア診療加算、外来緩和ケア管理料、褥瘡ハイリスク患者ケア加算も、同様の改定となりました。介護保険施設などの利用者が専門性の高い看護ケアを受けることで、暮らしと治療の両立がより快適になることが期待されます。

🗨️（介）高齢者施設等感染対策向上加算の新設

　前述した、新興感染症に関する医療機関側の評価に対応するように、2024年度介護報酬改定において、介護保険施設に対する新たな加算が新設されました。それが、高齢者施設等感染対策向上加算で、特定施設入居者生活介護、地域密着型特定施設入居者生活介護、認知症対応型共同生活介護、介護老人福祉施設、地域密着型介護老人福祉施設入所者生活介護、介護老人保健施設、介護医療院が対象です。

　高齢者施設などにおける平時からの感染症対応力の向上に向けては、2021年度介護報酬改定において、感染症に関する委員会の開催や指針の整備、訓練の実施などが義務化されていました。今回の2024年度介護報酬改定では、感染症対応に関する医療と介護の連携について高齢者施設等感染対策向上加算の

（Ⅰ）（Ⅱ）が新設となりました。

(1)（新）高齢者施設等感染対策向上加算（Ⅰ）　10 単位/月

　　感染症法上で規定されている第二種協定指定医療機関などとの間で、感染症発生時の対応を行う体制を確保することや、医療機関などと行う感染対策に関する研修や訓練を受け、その内容を施設内研修に含めることなど、医療機関との連携体制を構築した場合に算定されます。

(2)（新）高齢者施設等感染対策向上加算（Ⅱ）　5 単位/月

　　診療報酬上の感染対策向上加算に係る届出を行った医療機関から、3 年に1 回以上の実施指導を受けた場合に算定されます。

3．在宅における医療ニーズへの対応強化

（介）専門性の高い看護師による訪問看護への評価

　医療と介護の両方から看護を提供できる訪問看護ですが、医療ニーズの高い利用者へのケア提供、重症化の早期発見と医療介護連携、看取りなど、その役割は多岐にわたっています。とくに、在院日数が短縮化している昨今においては医療ニーズへの対応が増え、専門性の高いケア提供が必要とされています。こうした背景を鑑みて、2022 年度診療報酬改定において、専門の研修を受けた看護師が専門的な管理を含む訪問看護を実施した場合の評価として、専門管理加算が新設されました。そして 2024 年度介護報酬改定においても、専門管理加算が新設されました。

　・（新）専門管理加算　250 単位/月

　対象となるのは指定訪問看護事業所における専門性の高い以下のケアです。

> ・緩和ケア、褥瘡ケアもしくは人工肛門ケアおよび人工膀胱ケアに係る専門の研修を受けた看護師が計画的な管理を行った場合
> ・特定行為研修を修了した看護師が計画的な管理を行った場合
> 　※対象の特定行為：気管カニューレの交換、胃ろうカテーテルもしくは腸ろうカテーテルまたは胃ろうボタンの交換、膀胱ろうカテーテルの交換、褥瘡または慢性創傷の治療における血流のない壊死組織の除去、創傷に対する陰圧閉鎖療法、持続点滴中の高カロリー輸液の投与量の調整、脱水症状に対する

> 輸液による補正

　在宅療養の普及に伴い、高度で多様な医療的ケアニーズが今後ますます求められると思われますが、診療報酬・介護報酬の双方で、看護の専門性が評価されたことは非常に意義深いです。しかし、在宅の場で療養する利用者の QOL を引き上げるには、個別のスキルだけでなく、訪問看護の底上げも重要です。そこで活躍するのは、在宅看護専門看護師や訪問看護認定看護師といった、在宅での看護提供のプロフェッショナルたちではないでしょうか。今後は訪問看護の専門性の高い看護師による管理が、いかに利用者の QOL 向上につながっているか、という観点で注目してほしいと考えます。

⬤ 円滑な在宅移行への訪問看護

　介護報酬では、新規に訪問看護計画書を作成した利用者に対する最初の訪問看護を評価する「初回加算」があります。2024 年度介護報酬改定において、より円滑な在宅移行を推進することを目指し、退院日と退院翌日以降の区分に分かれた評価が設定されました。

　・（新）初回加算（I）　350 単位/月

　　　　　初回加算（II）　300 単位/月

　初回加算（I）は、新規に訪問看護計画書を作成した利用者が、医療機関などを退院した日に初回の訪問看護を行った場合に算定できます。

　初回加算（II）は、新規に訪問看護計画書を作成した利用者が、医療機関などを退院した日の翌日以降に初回の訪問看護を行った場合に算定できます。

　退院初日は利用者・家族とも不安が大きく、退院前には想定していなかった思わぬ問題が発生することもあります。このようなときに、実際に自宅でケアを提供する訪問看護の意義は非常に大きいと考えます。

⬤ 医療保険で給付できる医療サービスの範囲の見直し

（1）介護保険施設など

　医療と介護の両方が必要な患者が、住み慣れた施設での療養をできるだけ継続できるよう、介護保険施設などにおいて、医療保険で給付できる医療

サービスの範囲が見直されました。

・介護老人保健施設に入所している末期の悪性腫瘍の患者に対する「B001-22 がん性疼痛緩和指導管理料」「B001-24 外来緩和ケア管理料」および「B001-2-8 外来放射線照射診療料」（麻薬の投与に係る「G 注射」の費用を含む）。

・介護老人保健施設に入所している患者に対し、当該介護老人保健施設の医師および当該介護老人保健施設の併設医療機関に所属する医師以外の医師が、高度な薬学的管理を必要とする薬剤を処方した場合の「F400 処方箋料」。

・介護老人保健施設および介護医療院における重症心不全患者に対する「C116 在宅植込型補助人工心臓（非拍動流型）指導管理料」。

・介護老人保健施設および介護医療院に入所している患者に対し、当該施設の医師以外の医師が高度な薬学的管理を必要とする薬剤に係る処方箋を発行した場合、応需した保険薬局における「調剤報酬（調剤基本料、薬剤調製料、調剤管理料、服薬管理指導料３、外来服薬支援料２、薬剤料、特定保険医療材料料）」。

・新興感染症等発生時において、施設に入所している感染症患者に対して医師の処方箋に基づき薬剤師が訪問して薬学的管理および指導を実施した場合の「在宅患者緊急訪問薬剤管理指導料１」。

（2）障害福祉サービス施設

　前述した介護保険施設などにおける対応と同様に、障害者支援施設においても、医療保険で給付できる医療サービスの範囲が見直されました。対象となるのは末期の悪性腫瘍の患者に対する「C001 在宅患者訪問診療料（Ⅰ）」「C001-2 在宅患者訪問診療料（Ⅱ）」「C001-2 施設入居時等医学総合管理料」「C003 在宅がん医療総合診療料」です。

　今回は主に医師の診察や薬剤処方に関連した改定となりましたが、介護・福祉施設の看護職員と医療機関の専門性の高い看護師との連携体制の構築など、日常生活の中で安全に医療を受けられるような新たな枠組みが必要であると考えます。

4. 身体的拘束への課題

　2024年度トリプル改定では、今まで以上に医療機関と介護施設・福祉施設との連携体制が強化されました。今度は少し視点を変えて、患者・利用者の尊厳を守る連携について考えてみます。

　これまで医療・介護・福祉の場における虐待や傷害事件など、目を覆いたくなるような報道が数多くありました。もしかしたら報道されるのは氷山の一角で、患者の安全という名目で実施される身体的拘束の実態はあまり表に出ていないとも考えられます。このような中、2024年度診療報酬改定において、入院料算定の基準である入院料通則に身体的拘束の最小化に取り組むことが明記されることになりました。そして一部の診療報酬項目では、身体的拘束を実施した場合の減算が導入されます[7]。

　また、診療報酬に先駆けて身体的拘束の適正化を義務化していた介護報酬および障害福祉サービス等報酬においても、2024年度改定において、身体拘束廃止未実施減算の対象サービスの拡大などの見直しが行われます。

　このように、身体的拘束ゼロに向けた報酬改定が、医療・介護・福祉のすべてに導入されることになったわけですが、とりわけ急性期医療の場は後れを取っている印象です。この背景には、高齢化に伴って増加した認知症患者が、急性期医療を受ける機会が増えていることがあげられます。この点について、2024年度診療報酬改定では、現行の認知症ケア加算について、増点ならびに拘束を実施した場合の減算の増加、せん妄リスク因子のチェックリスト導入などの見直しを行いました。中でも、減算が40%から60%へと増加したことで、身体的拘束へのペナルティーがより強く印象づけられたように思います。しかし、真に目を向けるべきは減算なのではなく、入院料通則に加えられたことから鑑みて、認知症ケアの質向上と身体的拘束最小化に、病院全体で取り組むといった姿勢を醸成することだと考えます。

　2024年度トリプル改定で身体的拘束への取り組みが強化されたものの、医療・介護・福祉の足並みがそろったわけではありません。急性期医療の特徴もあり、簡単に「身体的拘束ゼロ」が達成できるものでもありません。しかしながら、患者・利用者の立場となれば、過ごす場所が変わっても、尊厳を守るこ

と・守られることに変わりがあってはなりません。それぞれの場でグッドプラクティスを集めながら、医療・介護・福祉全体で身体的拘束最小化を達成し、どこの場でも人としての尊厳が守られる社会の実現が期待されます。

おわりに

　2024 年度トリプル改定より、医療・介護・福祉の連携に関する内容を中心に解説しました。改定項目は非常に膨大なので、十分に網羅できていないところもあると思いますが、少しでも連携推進にお役立ていただけたら嬉しいです。

　次のトリプル改定は 2030 年です。今回の改定内容にとどまらず、日頃からの連携や地域療養支援において、こんな仕組みが必要！などの声があれば、ぜひ看保連や看護系学会・団体などに届けていただきたいと思います。現場の声は、患者・利用者にとっても、行政にとっても、大変貴重で重要です。誰もが暮らしと療養を両立できる社会になるよう、みなさんの声をお待ちしています。

● 引用・参考文献
1）厚生労働省. 令和 6 年度の同時報酬改定に向けた意見交換会における主な御意見【概要版】. 2023.
　https://www.mhlw.go.jp/content/12404000/001107724.pdf（2024.3.22 閲覧）
2）厚生労働省老健局. 高齢者施設等と医療機関の連携強化（改定の方向性）. 社会保障審議会介護給付費分科会（第 231 回）資料 5. 2023.
　https://www.mhlw.go.jp/content/12300000/001168123.pdf（2024.3.22 閲覧）
3）厚生労働省老健局. 令和 6 年度介護報酬改定の主な事項について. 社会保障審議会介護給付費分科会（第 239 回）資料 1. 2024.
　https://www.mhlw.go.jp/content/12300000/001195261.pdf（2024.3.22 閲覧）
4）厚生労働省保険局医療課. 令和 6 年度診療報酬改定の概要【同時報酬改定における対応】. 令和 6 年 3 月 5 日版.
　https://www.mhlw.go.jp/content/12400000/001218896.pdf（2024.3.22 閲覧）
5）岡谷恵子ほか. 一般社団法人日本看護管理学会からの診療報酬における看護の評価の提案：「救急外来における非入院帰宅患者に対する看護師による療養支援」. 看護管理. 31(7), 2021, 559-63.
6）厚生労働省保険局医療課. 令和 6 年度診療報酬改定の概要【ポストコロナにおける感染症対策の推進】. 令和 6 年 3 月 5 日版.
　https://www.mhlw.go.jp/content/12400000/001224802.pdf（2024.3.22 閲覧）
7）厚生労働省保険局医療課. 令和 6 年度診療報酬改定【全体概要版】. 令和 6 年 3 月 5 日版.
　https://www.mhlw.go.jp/content/12400000/001238898.pdf（2024.3.22 閲覧）

3

地域包括ケア時代における病院機能の変化

公益財団法人 天理よろづ相談所 天理よろづ相談所病院 企画情報室
次橋 幸男

地域包括ケアシステムは各地域において医療・介護・福祉を一体的に提供し、生活支援や住まいを支える包括的なシステムとして進化してきました。今後の高齢化と人口構造の変化に伴ってそのニーズがさらに高まることが予想されます。本稿では、奈良県において提唱された、地域包括ケアシステムを支える「面倒見のいい病院」というコンセプトとそこに求められる 7 つの領域および今後の医療機関に求められる役割について解説します。

地域包括ケアシステムのこれまでとこれから

　地域包括ケアシステムは 1947 年から 1949 年までの第一次ベビーブームに生まれた「団塊の世代」が 75 歳以上になる 2025 年をめどとして、各地域において医療・介護・福祉を一体的に提供するとともに、生活支援や住まいを含めた、より包括的なケアシステムへと進化してきました。2000 年に創設された介護保険制度がその推進エンジンとなって、介護支援専門員（ケアマネジャー）という職種をつくり、訪問、通所、そして施設サービスを充実させてきました。さらに、2014 年に成立した医療介護総合確保推進法において「地域包括ケアシステムの構築」が法律に明記されたことによって、すべての地方自治体が取り組むべき事業となりました[1]。すでに、病院に勤務する看護師や医師にとっても介護支援専門員（以下、ケアマネジャー）、介護職や福祉職などの専門職との連携なくしては入退院支援を進めることは難しくなっていま

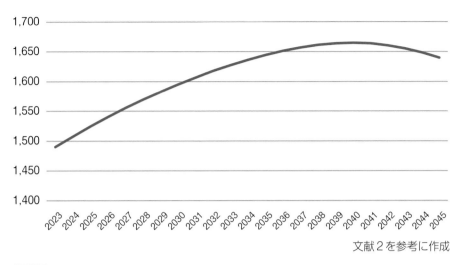

文献 2 を参考に作成

図1 死亡数の将来推計（死亡中位推計）（1,000 人）

す。これは、地域包括ケアシステムが概念だけではなく生きたシステムとして医療に浸透してきた結果といえます。

　当初、地域包括ケアシステムのめどとされた 2025 年の次なるターゲットは、「団塊の世代」が 90 歳を超える 2040 年、そして「団塊の世代」が 90 歳代の後半を迎えるとともに第二次ベビーブーム（1971～1974 年）に生まれた「団塊ジュニア世代」が 70 歳を超える 2045 年です[1,2]。生産年齢人口は 2023 年の 7,480 万人から 2040 年には 6,213 万人まで減少（17%減）しますが、2020 年の国勢調査から推計された死亡者は 2023 年の 149 万人（実数では 2023 年死亡者数は 159 万人）から 2040 年に 167 万人のピークを迎えることが予想されており、限られた生産年齢人口による「団塊の世代」の看取りがテーマとなります[3]（図 1）[2]。この人口構造の変化は医療の提供体制にも大きな影響を与えます。たとえば、85 歳を超えると通院が困難となり、在宅医療の受療率が高まることが知られています（図 2・次ページ）[4]。そのため、外来通院から在宅医療を主とする生活の場における医療へとニーズが変化していくことが予想されます。とくに「団塊の世代」が集中して住む都市郊外では、訪問看護を含めた在宅医療や在宅医療を支える多職種（医師、看護師、リハビリテーション技師、歯科医師、歯科衛生士、薬剤師、管理栄養士、介護福祉士、ケアマネジャーなど）との連携ニーズが必然的に高まります。

　われわれの研究グループが奈良県において将来的に訪問診療や往診を必要と

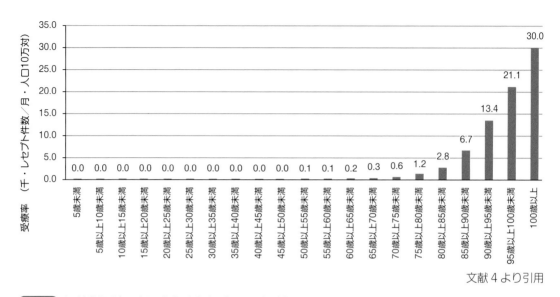

図2 年齢階級別の訪問診療受療率（2019 年度）

する患者数（在宅患者数）を二次医療圏別に推計したところ、県庁所在地である奈良市が含まれる奈良医療圏や大阪府に隣接する西和医療圏において最も在宅患者数の増加が顕著でした（**図3**）[5,6]。この結果は、とくに都市部や都市郊外を中心として、在宅医療の受療率が高まる 85 歳以上の人口がこれから増加することを意味しています。また、「団塊の世代」は配偶者と同居している人が多いことから、今後は都市部において高齢者単独世帯と独居世帯が増加します。この世帯構造の変化も、これまで以上に自宅退院や外来への通院が困難となる要因となります。

　このような状況において、人々の地域における生活を支え、医療、介護、福祉が一体的に提供される地域包括ケアシステムのニーズは 2040 年から 2045 年に向けてさらに高まることが予想されます。さらに、病院医療において対応が求められる病気も変化します。入院患者では、とくに 75 歳以上（多くは 85 歳以上）に発症する確率が高くなる脳卒中、骨折（胸腰椎圧迫骨折や大腿骨近位部骨折）、心不全、肺炎（誤嚥性肺炎）や認知症が増加します。認知症については多くの病院では他疾患の併存症としての対応が求められるでしょう。なお、人口の高齢化とともにがん患者の増加も予想されますが、85 歳以上での初発や、認知症などの併存症を抱えた状態など、要介護状態にあるがん患者の

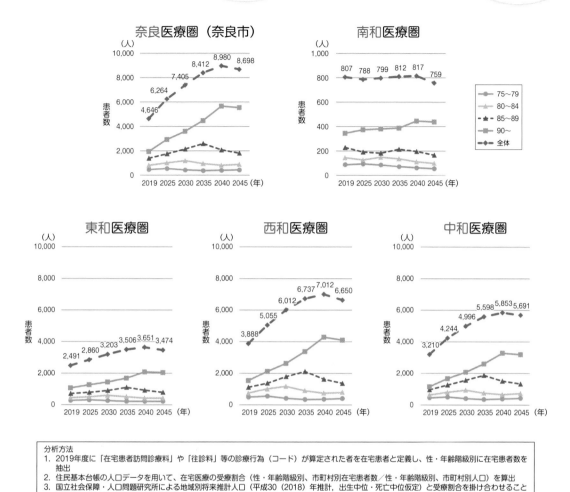

図3　奈良県における二次医療圏別在宅患者数の将来推計（75歳以上）

増加を想定しておく必要があります。

医療に求められる社会的責任と「世間よし」

　日本には近江商人の経営哲学として知られている「三方よし」という考え方があります。これは「商売において売り手（自分）と買い手（相手）が満足するのは当然のこと、世間（社会）に貢献できてこそよい商売といえる」という考え方です。この「三方よし」の考え方は、現在の企業の社会的責任（CSR；Corporate Social Responsibility）につながるものとして、多くの

企業の経営理念の根幹とされています[7]。筆者は、医療経営においてこそ「世間よし」を意識することが重要だと考えています。たとえば、病院を主語として考えるのであれば、売り手（自分）とは自病院、買い手（相手）とは医療を受ける患者や連携先の医療機関など、そして世間とは病院をとりまく地域社会ととらえることができます。そして、自分たちの病院が自院や関連グループ、自院の患者や連携医療機関にとっての利益だけではなく、地域社会に対する社会的責任を果たしてこそ、医療機関は社会保険である医療保険から収入を得ることができます。なお、医療機関が社会に対して果たすべき責任については、急性期病院で採用されている入院診療報酬の支払い制度である診断群分類（DPC）包括評価にも反映されています。DPCには地域医療への貢献を評価する指標として「地域医療指数」が定められており、がん、へき地の医療、災害時における医療、周産期医療、救急医療、感染症対策などを提供している、または提供できる体制を確保していることによってポイントが高くなる（報酬が高くなる）評価となっています[8]。

奈良県における「面倒見のいい病院」の取り組み

　DPCは主に高度急性期から急性期医療を担う一般病床を有する病院を対象とした支払い制度ですが、軽症の急性期、回復期、慢性期、そして在宅医療という地域包括ケアシステムを支える病院機能を評価する仕組みはありませんでした。そこで、奈良県では地域包括ケアシステムを支える「面倒見のいい病院」というコンセプトを提唱し、その機能を向上させる取り組みが行われています[9]。この「面倒見のいい病院」の取り組みは、2016年度に策定された地域医療構想という政策に関係しています。

　前述のように2016年頃にはすでに「団塊の世代」がすべて75歳以上となる2025年をめどとして、将来の人口減少と高齢化に伴う医療ニーズの変化を見すえて、質の高い医療を提供していくために病院の機能分化と連携が求められていました。そこで、2025年の医療需要と病床の必要量について医療機能（高度急性期、急性期、回復期、慢性期）ごとに推計され、この推計値をもと

にその地域にふさわしいバランスのとれた医療機能の分化と連携を推進するための地域医療構想が都道府県において策定されました。この策定にあたって地域の医療機関が担っている医療機能の現状把握、分析を行う必要がありました。そこで、病床機能報告制度という、医療機関が有する病床において担っている医療機能を都道府県に報告する仕組みが導入されました。

　奈良県では、2016年に行われた病床機能報告を2025年に求められる病床の必要量と照らし合わせた結果、急性期が多く、回復期が不足していました。さらに、この病床機能報告における急性期機能には一般病棟から現在の地域包括ケア病棟で提供される比較的軽度の急性期の医療も含まれていたことから、病院間で機能分担や連携の協議につながりにくい状況でした。たとえば、24時間体制で救急医療を提供している医療機関と、常時の救急医療は提供できなくともかかりつけ患者に対して肺炎や尿路感染の治療、骨折などへの対応といった中・小規模病院が提供している医療とが、同じ「急性期医療」として報告されていました。

　そこで、奈良県では急性期を「重症急性期」と「軽症急性期」とに分けて病床機能を集計したところ、軽症急性期と回復期で報告された病床数の総和が、2025年度における「回復期」の必要病床数とほぼ一致していました。また、奈良県では一般病床数400床未満、医師数60人未満の中規模の病院が多く、住民にとってはこのような地域に根差した病院へのアクセスがよいという利点がありました。その一方で、すべての病院が救急や高度医療を志向することは難しい状況でもありました。そこで、奈良県ではこれから求められる病院の機能として、救急医療や高度医療に責任をもって対応する「断らない病院」と、地域包括ケアシステムを支え急性期から回復期および慢性期病床を有する「面倒見のいい病院」という2つの概念が提唱されました（図4・次ページ）。「面倒見のいい病院」とは、このような経緯から、地域を支える中・小規模病院が地域包括ケアシステム時代において志向すべき、中核的なコンセプトとして生み出されました。

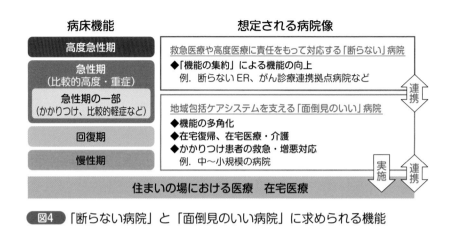

図4 「断らない病院」と「面倒見のいい病院」に求められる機能

「面倒見のいい病院」に求められる7つの領域

　急性期から回復期および慢性期病床という医療機能だけではなく、「面倒見のいい病院」には具体的にどのような機能が求められるのかを明らかにすることによって、各医療機関がその機能向上を目指すことが可能になります。そこで、2018年度に「面倒見のいい病院」指標検討会が設置され、奈良県内外の学識経験者、医療福祉関係者、患者団体の関係者らによって「面倒見のいい病院」に求められる機能についての検討が行われました。筆者も委員の一人としてこの検討会に加わっています。指標検討会における議論の結果、「面倒見のいい病院」に求められる機能として、以下の7つの領域が設定されました[10]。

A．入退院支援・介護連携

患者の"暮らし"を知り、退院後の生活を見すえて入退院支援ができるよう、外来通院時も含め、在宅支援チームと連携できる病院

B．在宅医療への支援（実施・連携）

地域における"チーム在宅"の一員として、地域と連携した在宅診療の支援ができる病院

C．増悪患者の円滑な受入

患者の急変時の対応ができる病院

D．リハビリテーション

自立・自律した療養生活を送るためのリハビリテーションを行う病院

E.　食事・排泄自立への取組

患者の食と排泄を自立・自律するための支援を行う病院

F.　認知症へのケア

医療を必要とする認知症患者に、適切な対応を行うことができる病院

G.　QOL・自己決定の尊重・支援

本人が望む生き方・人生の最終段階における医療に関する意思決定を支援する病院

　これらは、地域包括ケアシステムを支える医療機関に求められる機能であり、患者にとって「面倒見のいい病院」となるために必要な機能でもあります。そしてこの7つの領域は、医療機関においても患者の生活を支える役割が求められていることを意味しています。

　なお、この7つの領域は、過去に提供していた医療行為を診療報酬（レセプトデータ）、診療行為を提供できる体制を施設基準の届出、そして先駆的な取り組みをアンケート（年1回実施）から得られた3種類のデータを用いて、平均値との差を示す偏差値に近いスコアを求めて指標化することで、7つの領域ごとに県全体や地域、あるいはほかの医療機関との比較を可能にしています。奈良県では、その結果が各医療機関へとフィードバックされることで、病院の順位づけやランキングではなく、各医療機関が「面倒見のいい病院機能」を振り返るためのベンチマークとしての活用が期待されています。この7つの指標についての詳しい解説と各医療機関の取り組みについては奈良県のホームページでも紹介されていますのでぜひ参照してください[10]。

2040年に向けて7つの指標を意識する

　これから2045年頃に向かって生じる「団塊の世代」を基軸とした人口構成の変化によって、都市部を含めたすべての入院医療に対するニーズが大きく変化することが予想されます。このような変化に備えるためには、「面倒見のいい病院」に求められる7つの領域を意識して、計画的にその対応力を強化して

おくことが重要です。さらに「断らない病院」に相当する大規模病院（24時間体制で救急医療を受け入れられる病院、がん診療連携拠点病院など）においてもこの7つの領域を意識しておくことを強く推奨します。そもそもこの「断らない病院」と「面倒見のいい病院」は病院機能のコンセプトを示すものであって、医療機関を「断らない病院」または「面倒見のいい病院」のどちらかに分類するものではありません。そして、主として高度急性期を担う病院であっても入院早期からの生活機能評価やリハビリテーションの開始、認知症患者への対応力強化、外来と連携した自己決定の尊重・支援（アドバンス・ケア・プランニングを含む）に取り組むことや、回復期から慢性期、外来や在宅医療を担う他施設と連携していくことによって地域全体として、患者（住民）にとって「面倒見のいい病院機能」を発揮していくことが求められています。

　ここまで解説してきたように、「面倒見のいい病院機能」はこれからの地域社会（世間）に求められる病院に対するニーズを言語化したものです。そのため、今後の方向性として、すべての医療機関にとって「面倒見のいい病院機能」（7領域）の強化は必然といえるでしょう。そして、これらの機能強化を促す診療報酬改定や医療政策の流れが想定されます。そのため、「面倒見のいい病院機能」の向上は、医療の質向上の観点からのみならず、病院経営上も避けて通れないテーマになるでしょう。そして、特定機能病院や高度急性期医療を提供する大規模な病院（「断らない病院」）以外の多くの病院では、自病院がどのような特徴をもった「面倒見のいい病院」として存立していくかが重要になります。他方で、断らない病院でも「面倒見のいい病院機能」の部分的実践、連携、地域的な機能向上が重要な視点になります。この7つの機能をどのように受け止め、備えていくかは現在、そして次世代の看護管理を担うみなさんの舵取りにかかっているといっても過言ではないでしょう。

医療経営における一流の医療機関とは

　10年ほど前に筆者がある大学院の講義に参加したとき、これまで数多くの医療政策に関わってこられた高名な医療経営学者である教授から「一流の医療

機関とは何か？」と問いかけられました。その答えは「医療機関として社会的責任を果たし、診療報酬を誘導する（新しい診療報酬のモデルとなる）先駆的な取り組みを行っている医療機関」だと教わりました。実際に、診療報酬は全国からの先駆的な取り組みや報告を参考にして改定されます。そのねらいは、先駆的な取り組みを行っている医療機関にインセンティブを与えることではなく、社会に求められている取り組みを評価することによって全国の医療機関にその取り組みを浸透させることにあります。

　もちろん、医療機関が複数の領域において「一流」を目指すことは簡単ではありません。先駆的な取り組みを行っている医療機関は、いくつかの領域において診療報酬などの政策的な誘導がなくとも、地域社会に求められている社会的責任を感じ取り、自発的に行動しています。そのような取り組みを継続的に実施するためには、強いリーダーシップのもと、人材、技術、そしてある程度の資金も必要です。しかしながら、筆者はこのような取り組みは、現場からトップマネジャーに対してボトムアップ的に提案され、実行されるべきだと考えています。みなさん自身やチームの方々には、自組織（自分）、患者や連携先（相手）、そして地域社会（世間）に求められているニーズを察知して、見返りを求めずに頑張っている取り組みがあるのではないでしょうか。やがて、その優れた取り組みは地域社会に広がり、地域からの信頼を獲得することで、最終的には経営の安定化にもつながることでしょう。これは「三方よし」の精神にほかなりません。

● 引用・参考文献
1）三菱 UFJ リサーチ & コンサルティング. 地域包括ケア研究会報告書：2040 年に向けた挑戦. 地域包括ケアシステム構築に向けた制度及びサービスのあり方に関する研究事業報告書. 2017. https://www.murc.jp/wp-content/uploads/2022/11/h28_01.pdf（2024.3.15 閲覧）
2）国立社会保障・人口問題研究所. 日本の地域別将来推計人口（令和 5 年推計）. https://www.ipss.go.jp/pp-zenkoku/j/zenkoku2023/pp_zenkoku2023.asp （2024.3.15 閲覧）
3）厚生労働省. 人口動態統計速報（令和 5 年 12 月分）. 2024. https://www.mhlw.go.jp/toukei/saikin/hw/jinkou/geppo/s2023/dl/202312.pdf （2024.3.15 閲覧）

4) 厚生労働省. 在宅（その２）について. 中央社会保険医療協議会総会（第 557 回）議事次第. 2023.（2024.3.15 閲覧）
https://www.mhlw.go.jp/stf/shingi2/0000212500_00213.html（2024.3.28 閲覧）
5) 奈良県地域医療課. 資料４. 奈良県地域医療構想. 令和４年度奈良構想区・東和構想区・西和構想区・中和構想区・南和構想区地域医療構想調整会議.
https://www.pref.nara.jp/41029.htm（2024.3.8 閲覧）
6) 中西康裕ほか. 大規模レセプトデータを用いた在宅医療需要の将来推計手法の確立. 第 81 回日本公衆衛生学会総会（2022.10.7-9. 甲府）. 2022.
7) 伊藤忠商事. 近江商人と三方よし.
https://www.itochu.co.jp/ja/about/history/oumi.html（2024.3.15 閲覧）
8) 厚生労働省保険局医療課. 令和５年度地域医療指数（体制評価指数）等の確認に係る手続きについて. 2023.
https://www.mhlw.go.jp/content/12404000/001152695.pdf（2024.3.15 閲覧）
9) 林修一郎.「面倒見のいい病院」指標. 病院. 79（2）, 2020, 124-8.
10) 奈良県地域医療連携課.「面倒見のいい病院」の取り組み.
https://www.pref.nara.jp/60127.htm（2024.3.15 閲覧）

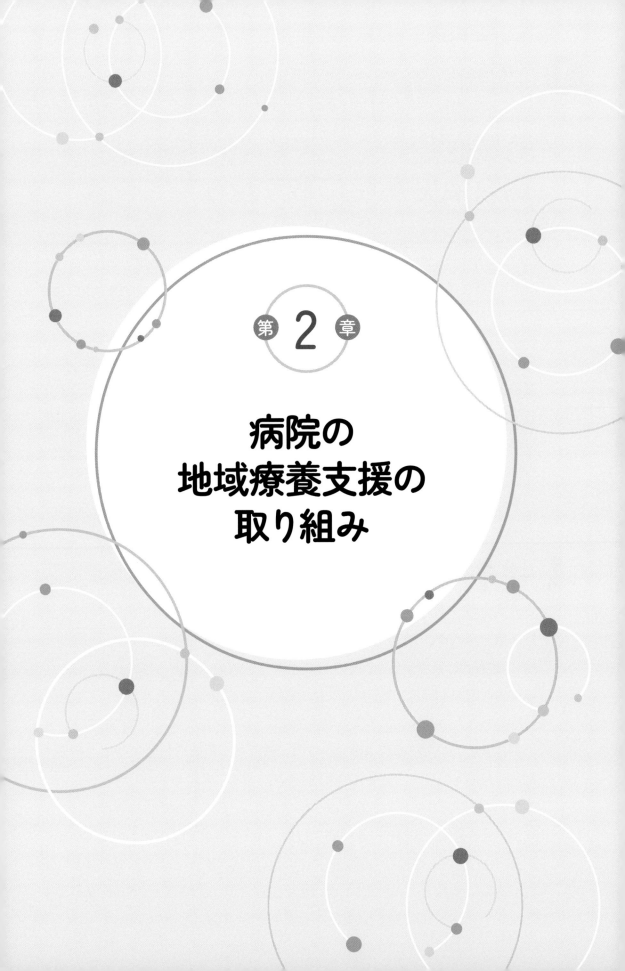

第 2 章

病院の
地域療養支援の
取り組み

地域医療エコシステムを目指した倉敷中央病院の取り組み

公益財団法人大原記念倉敷中央医療機構 倉敷中央病院 副院長・看護本部長　**高村 洋子**
公益財団法人大原記念倉敷中央医療機構 倉敷中央病院 救急医療統括看護師長　**山口 由紀**

倉敷中央病院ではこれまでに、継続医療・看護の円滑化、地域看護の質の向上を目指し「看護連携を奨める会」を発足、また入院前から退院支援を行う入退院支援センター開設などに取り組んできました。さらに新型コロナウイルス感染症対応の経験から、当院ではもう一歩進んだ地域医療連携のあり方として「地域医療エコシステム」を提唱しています。本稿ではこれらの取り組みを紹介します。

はじめに

　公益財団法人大原記念倉敷中央医療機構 倉敷中央病院（以下、当院）は地域医療支援病院の承認を受けた急性期病院です。救命救急センター（以下、ER）を有し、高度急性期医療を必要とする患者の受け入れを行っています。当院が位置する岡山県南西部二次医療圏は、倉敷市を中心とする5市町村に、当院ともう1つの1,000床規模の高度救命センターを有する大学病院で高度急性期を担い、そのほかの40あまりの地域密着型医療施設で急性期から回復期、維持期を担うという医療の役割分担を25年にわたり行ってきました。今後医師の働き方改革が始まることを見すえて、さらに地域の医療機関との連携を強化する必要があると考えていました。そんな矢先の2020年に始まった新型コロナウイルス感染症の蔓延によって、これまでのやり方では医療体制が維持できないことを思い知らされました。当院でも、救急患者の増加と新型コロ

● エコシステムとは

基本的な考え方

ひとつの大きな組織がその組織の中に多くの領域を抱え単独で行うのではなく、多くのプレーヤーが自分たちの得意とする領域での技術・ノウハウ、知見などを持ち寄って事業を発展させていく。

● 中核組織：ハブ病院として

中核組織は地域ハブ病院として、地域密着型病院との連携ネットワークで地域医療エコシステムを形成し、地域全体としての医療の質の向上と効率化を追求する。

特徴

1. 調整する中核組織をもつ
2. 垂直統合システムの構築はしない
3. 構成要因組織の状況を把握する
4. 構成要因組織の利益を生み出す仕組みがあり、共生できるシステムとする（組織の機能の分化を図り、地域性をもたせる）
5. 中核組織としての適任性をもつ

患者中心のシームレスな医療

- 各医療機関がもっている機能を有効に発揮し、連携するためのプラットフォームづくり
  →患者情報の共有、救急医療体制の強化

ハブ病院としての役割

- 高度トリアージ
  →取り込むのではなく、救急を核とした地域医療のコーディネート
- 連携の紐帯となるネットワーク基盤の確立
  →医師・看護師などの人材交流、患者情報・画像の共用（マイカルテ、共同PACS、共同ラボなど）

図1 地域医療エコシステム

ナウイルス感染症の患者の受け入れが重なり、病床や人員が非常に厳しい状況となりました。そこで当院では、もう一歩進んだ地域医療連携のあり方として「地域医療エコシステム」（**図1**）を提唱しています。

「地域医療エコシステム」とは、地域全体をひとつの大きな医療グループと考え、その中でそれぞれの医療機関が得意とする機能・分野を活かし、地域全体で協力して患者を診ることができる仕組みのことで、限りある医療資源を質よく最適に提供することを目的としています。本稿では急性期病院としての当院のこれまでの取り組みと、地域医療エコシステムの最近の取り組み（連携ステーションの設置、ERからの退院支援）を紹介します。

これまでの取り組み

1.「看護連携を奨める会」の発足と医療機関との連携

2002年8月、当院と前方・後方連携をしている岡山県南西部地域の22病院で「看護連携を奨める会」を発足しました。当院が急性期医療に特化し、救急患者を受け入れる体制を整えるには、急性期治療が終了した段階で退院できない患者は、地域の医療機関に転院することになります。安心して転院してもらうためには医療が継続され、患者・家族に納得していただかなければなりません。そのために互いの病院を理解し、連携上の問題を話し合える関係づくりが

表1 「看護連携を奨める会」開催状況（抜粋）

開催回	開催日	研修会内容	参加病院数（院外）	参加人数（院外）	参加人数（院内）
第60回	2022.10.14	事例検討：まび記念病院「リウマチ患者薬剤アンケート調査より見えてきたこと」（オンライン開催） 柴田病院「コロナ禍だからこそ笑顔」	20	127	14
第61回	2023.2.10	研修会：「何か変？と思った時にはどうするの？急変を予防するための初期行動」（オンライン開催） 倉敷中央病院 集中ケア認定看護師 沖 良一	21	106	16
第62回	2023.6.9	事例検討：みわ記念病院「コロナ禍の3年間を振り返って」 倉敷成人病センター「チームで行う術後疼痛管理システムの構築〜立上げに伴う準備、実践、気づきまで〜」 重井医学研究所附属病院「自施設における退院支援の実際」	25	122	20
第63回	2023.10.14	事例検討：松田病院「皮下埋込み硬膜外ポートを使用した麻薬管理を行う患者の退院への取り組み」 水島協同病院「食べることを諦めない完全側臥位法の取り組み」 玉島協同病院「透析看護師による在宅訪問」	28	126	20
第64回	2024.2.9	研修会：「住み慣れた家で暮らすために知ってほしいこと〜訪問看護師の立場から〜」 倉敷中央訪問看護ステーション 訪問看護認定看護師 金尾知子	27	132	27

必要でした。現在は29病院が参加しています。これらの病院は急性期医療を主としている病院のほか、回復期リハビリテーション病院（病床）、地域包括ケア病棟や療養病床を有している病院などです。会の目的は地域医療の中で看護部門が積極的に連携することにより、継続医療・看護の円滑化を図ることであり、情報交換や事例報告・研修会を通して地域の看護の質を向上させることです。

　看護連携を奨める会は年3回開催しています。主な内容として、事例を通して連携上の問題や課題を検討し、解決につながる話し合いや、自院での取り組みの成果を紹介しています。また、年に1回は当院のリソースナースによる研修を行い、地域の看護の質向上に努めています。最近の内容は**表1**の通りです。今年2月で64回の開催になりますが、参加人数も毎回100人を超えるようになり、看護師だけでなく、医療ソーシャルワーカー（MSW）や連携に関する多くの職種が参加するようになりました。20年以上活動を継続することで、当院とのつながりだけでなく、岡山県南西部のそれぞれの医療機関とのつながりが強化され、互いの顔が見える関係が構築されたことで、スムーズな転院や患者の情報共有に活かされています。

　また、近隣病院でとくに転院の多い2施設と2006年から毎月1回の定期

表2　入退院支援センターの役割

1）入院前から退院後までをコーディネートする
①退院支援が必要な患者を入院予約時からスクリーニングし、入院前から退院（転院）後の生活を視野に入れた支援を外来・病棟と協働で行う
②患者・家族の状況に合わせた退院の場の情報提供と、退院後の生活に必要なサポートを行う
③他医療機関・施設への転院や在宅療養・外来に向け、医療・看護が継続されるよう調整・支援を行う
④主治医・病棟看護師・MSW・リハビリテーションスタッフ・薬剤師や地域の医療・福祉機関と連携し患者・家族の安心で満足につながる円滑な入退院支援を行う
2）地域連携・看護連携を促進する
3）入退院支援病棟担当者・全スタッフの退院支援育成を行う

ミーティングを行っています。患者が回復していく様子を共有することで、別の患者にも安心して転院を勧めることができます。こうしたやりとりを重ねていくうち、2施設の看護師の直接病室訪問が始まりました。病名だけでは医師が難色を示したケースも、病状や患者の希望・家族の思いを確認したうえで、受け入れにつながることがあります。転院先の看護師に患者が直接思いを伝える機会があることは、安心・納得した転院につながります。そして現在は3施設に拡大し、呼吸ケアサポートチーム（RST）も参加し、レスピレーターを装着したまま転院した患者のもとへ訪問し、情報交換や、ときには指導を行うこともあります。

2．入退院支援センターの取り組み

　当院では、急性期病院として入院前から退院支援に取り組むことが重要と考え、2012年に入退院支援センターを開設しました。それ以前から看護部では入退院支援室を設置しており、最初は看護師2人で始まりましたが、徐々に増え、2018年の入院時支援加算の算定開始時は10人、現在では17人の看護師で活動しています。主な業務（役割）は表2の通りです。入退院支援センターの業務のうち、2018年から始まった入院前面談について紹介します。

入退院サポート外来における入院前面談

　2018年4月に入退院サポート外来を新設し、入院前からPFM（Patient Flow Management）により、退院困難な要因を有する患者を抽出し、

MSW・薬剤師・管理栄養士・リハビリテーション療法士・がん看護専門看護師・認知症看護認定看護師、ケアマネジャー、訪問看護師へ情報提供しています。これにより関係する職種と必要な情報を早めに共有でき、適切な入院や早期退院につながっています。とくに以前は訪問看護やケアマネジャーなど院外との連携がなかなかとれていなかったことから、関係者から厳しい指摘を受けることも多くありましたが、この取り組みにより、「家族からは聞いていましたが詳細がよくわかりました」「在宅での様子を紙面で送ります」などの意見をもらえるようになりました。

地域医療エコシステムの取り組み

1. 連携ステーションの設置

　2020年2月より院内に連携ステーションを設け、周辺の病院から地域連携担当スタッフが集まれる場を提供しています（**図2**）。現在15医療機関が滞在しており、滞在する医療機関の横のつながりも強固になっています。当院のMSWや入退院支援看護師が転院相談のある患者の情報を伝えると、すぐに病

● **2020年2月から「連携ステーション」を設置**

転院受け入れ前に、連携先医療機関スタッフが入院中の患者の病室に訪問し、患者の状態確認や転院後の治療・療養生活について面談。

▶ 連携先医療機関スタッフが滞在できる場所を設置。

転院支援にかかる時間を短縮
滞在する医療機関の横のつながりも強化

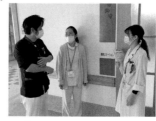

15医療機関が滞在

	月	火	水	木	金
10:30					
11:00					
11:30					
12:00					
12:30					
13:00					
13:30					
14:00					
14:30					
15:00					
15:30					
16:00					
16:30					
17:00					

図2 連携ステーション

棟を訪問し、患者と面談することもあり、転院支援にかかる時間の短縮につながっていると実感します。専門性の高い治療を終えた患者がそれぞれに適した療養場所にスムーズに転院できる仕組みを整えていくことは、地域医療エコシステムにおいても重要だと考え取り組んでいます。

2. ER からの退院支援

　当院の ER 受診患者数は年間約 45,000 人で、ER を受診した患者の約 10,000 人は緊急入院しています。入院患者層は 10 年前に比べて 70 歳以上が 1 年で約 1,200 人増加していました。救急医療の大きな課題として、高齢者の救急搬送増加による救急医療の圧迫を感じています。

　地域の現状を鑑みると、ER および当院への緊急入院患者数のコントロールが重要課題となっています。スムーズに緊急入院の受け入れを行うために、①高度トリアージ*後の即日転院、②短期（1 日）入院の仕組みづくり、③ER から帰宅する高齢患者の退院支援に取り組んでいます。

*高度トリアージ：高度な専門家チームによるトリアージで地域で急性期の砦となる。

🔵 高度トリアージ後の即日転院へのアプローチ

　2013 年より、ER からの即日転院を積極的に行い、年々転院件数は増加傾向になっています。2013 年の即日転院数は 68 件でしたが、2022 年は 554 件と約 8 倍に増加していました。即日転院した患者の疾患別データの上位は、胸腰椎椎体骨折（25%）、めまい（15%）、COVID-19 感染症（7 %）、心不全（7 %）、肺炎（7 %）、精神疾患（7 %）、その他の疾患（32%）でした。転院先の約 80%が市内の病院で、近隣病院が当院の役割を理解し、協力体制を敷いてくれているためと考えています。2020 年からは整形外科の即日転院を進めるため「整形外科即日転院パス」を作成し、2022 年にはパスを使用して 74 件の即日転院が実施されました。パス活用を進めている病院は、現在 22 病院となっています。パス活用で転院した疾患の内訳は、胸腰椎圧迫骨折、四肢打撲・骨折、急性腰痛症、大腿骨近位部骨折でした。状態悪化や懸念事項がある場合は、医師同士の連絡時にフィードバックを行っています。また、看護師は

前述した「看護連携を奨める会」で顔の見える連携ができるようになっています。病院同士の連携を円滑に進めるために当院の地域連携室のスタッフが潤滑油となり、データの集計や医療者のバックアップを行っています。

短期（1日）入院の促進

高度トリアージ後の即日転院は、夜間や休日は受け入れが難しい近隣病院があるため、短期（1日）入院の仕組みを検討しています。昨年、他県にある当院と同規模のERに医師、看護師や多職種（MSW、事務、救急救命士）とともに見学に行きました。見学後、当院でも取り入れられることを話し合い、仕組みづくりを検討しています。当院でも症例数が多くなっている誤嚥性肺炎や尿路感染、軽症心不全などがターゲットになると考えています。患者の高齢化が加速していることから症例を絞って支援を開始する予定です。

短期入院を促進することで、転院先での治療や亜急性期の看護が安心して展開できるように、近隣病院との事例検討や困難事例の振り返り、看護実践の実習など支援の方法を整えていくことも不可欠です。この取り組みの意義を近隣病院と共有し、継続的に医療と看護を受けられることが重要であると考えています。患者や家族から同意を得て安心して治療を受けることができるように、入院時に必要な書類の整理や入院時の記録の簡略化を進めています。

ERから帰宅する高齢者へのフローチャートを用いた退院支援

ERを受診する高齢者が増加しているため、ER受診後に自宅に戻り、その後再来院する患者がいます。前回のER受診時の主訴（症状）ではなく、階段から転落して頭部外傷を負い受診をするといった事例で、同じような事例を経験したER看護師は問題であると感じていました。救急科医師もこのような事例が救急の診察をひっ迫させてしまうことにつながると考えていました。

そのようなときにある雑誌で高知医療センターの取り組み[1]を知り、ERでの退院支援の必要性を実感し、早速検討を行いました。先行文献[2]の帰宅支援フローチャートを参考に当院バージョンを作成しました。以前はERの煩雑な現場で自宅の状況や患者の困難感に気づけるきっかけがありませんでした。

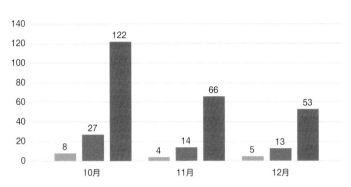

図3　帰宅支援指導人数（支援レベル別）

しかし、スタッフ全員が同じフローチャートを活用することで、見落としては
いけない情報を収集することができるようになりました。**図3**はフローチャー
トを活用して帰宅支援を行った件数を支援レベル別に見たものです。まだ取り
組みを始めたばかりですが、患者や家族に指導や注意喚起を行うことで高齢者
の自宅での生活を支援し、危機管理ができる看護実践が行えていると考えてい
ます。

おわりに

　2024年度の診療報酬改定で「救急患者連携搬送料」が新設されました。転
院はさらにスピード感をもって行われるようになると思います。患者や家族の
思いが置き去りになることのないよう、看護をつないでいきたいと考えていま
す。また、「看護連携を奨める会」も時代の変化に合わせ、これからの課題を
共有しながら進化させていきたいと思います。

● 引用・参考文献
　1）大麻康之ほか. 患者の帰宅時・退院時フォローアップ：他職種・地域につなぐ. Emer-Log. 36
　　（4）, 2023, 489-500.
　2）大麻康之ほか. 救急搬送後に帰宅支援フローチャートを用いて帰宅時支援が必要と判断された患
　　者の特徴. 日本救急看護学会雑誌. 25, 2023, 1-10.

心不全看護認定看護師による地域療養支援

社会医療法人 近森会 統括看護部長
岡本 充子

近森病院は高知市中心部の救命救急センターを有する急性期病院です。当院では高齢患者が多く、入院早期からの退院支援や外来での療養支援が課題となっていました。本稿ではその課題解決に向け、認定看護師などのエキスパートナースが所属組織内から地域全体での活動へと役割を広げ、地域療養支援を充実させていくために行った心不全看護認定看護師を中心とした心不全チームの活動を紹介します。

はじめに

　社会医療法人近森会 近森病院（以下、当院）（**表1**）は、高知市の中心部にある救命救急センターを有する 489 床の急性期病院です。高知県は高齢化率が全国で2番目に高いため、当院でも入院患者に占める 65 歳以上高齢者は 8 割超え、75 歳以上高齢者も 6 割を超えており、何らかの入退院支援を必要とする患者が多くなっています。救急搬送も年間 6,500 件を超えており、高知県全域から受け入れています。当院の理念は「急性期医療を中心とした、地域に真に求められる医療の提供を目指し、チーム医療を行い、地域医療連携に力を入れる」であり、「救急医療」「高度医療」「地域連携」そして「人材育成」を柱に取り組んでいます。とくに地域連携では前方連携と後方連携で担当を分け、紹介患者や救急患者の受け入れがスムーズに行えるよう病床管理を行い、入院が決まったときから退院支援を行うことで在院日数の短縮化を図ってきま

表1　近森病院の概要

病床数	489 床（一般 429 床、精神 60 床）
診療科目	31 診療科
主な指定など	救命救急センター、地域医療支援病院、災害拠点病院、DPC 対象病院（特定病院群）、基幹型臨床研修病院、特定行為研修指定研修機関　など
施設基準	急性期一般入院料 1、救命救急入院料 1、特定集中治療室管理料 2、ハイケアユニット入院医療管理料 1、脳卒中ケアユニット入院医療管理料、精神科急性期治療病棟入院料 1　など
診療データ（2024 年 2 月実績）	在院日数：12.3 日 病床稼働率：88.2% 救急受け入れ件数：503 件

した。また、当院のチーム医療の特徴は病棟常駐型チーム医療であり、医師、看護師をはじめとして、セラピストや薬剤師、管理栄養士など多くの専門職が病棟配属されており、患者情報の共有が容易で、それぞれの専門職が自律自働して患者ケアを行い、その専門性を発揮しています。

　高齢化が進み高齢入院患者数が増加することで、急性増悪で入退院を繰り返す心不全患者も年々増加し、その増加する心不全患者の療養支援をどのように行っていくのかが課題となっていました。その課題解決に向け、心不全看護認定看護師（取得当時は慢性心不全看護認定看護師）を取得した看護師が中心となり、心不全療養指導士の資格を取得する多職種の仲間を増やし、心不全チームを立ち上げ活動しています。院内での活動だけでなく、在宅医との連携など、地域との連携活動を行い、心不全患者が病気をもちながらも安心して本人が望む生活が継続できることを目指し、さまざまな支援を行っています。

　本稿では、認定看護師などエキスパートナースが所属組織内の活動から、地域全体での活動へと役割を拡大し、地域療養支援を充実させていく取り組みとして、心不全看護認定看護師による心不全チームの活動を紹介します。

人材育成：認定看護師・専門看護師の活動支援

　当院では人材育成としてラダー別教育を行うとともに、認定看護師（以下、CN）や専門看護師（以下、CNS）などの資格取得のための支援を行ってきました。2002 年に初めて老人看護 CNS の資格取得者が所属するようになり、

表2 エキスパートナース一覧

専門看護師	7名（老人看護、精神看護、在宅看護、急性・重症患者看護）
認定看護師	3名（がん化学療法看護、感染管理、脳卒中リハビリテーション看護）
特定認定看護師	8名（クリティカルケア、皮膚・排泄ケア、がん薬物療法看護、心不全看護、糖尿病看護、認知症看護、感染管理）
認定看護管理者	6名
精神科認定看護師	3名
特定行為研修修了者	25名

現在ではCN（A課程・B課程含め）11名、CNS7名などの資格取得者が在籍し、それぞれの専門性を発揮し看護の質向上に努めています（**表2**）。

　資格取得支援としては、資格取得を希望する看護師の進学準備に助言を行うなどの支援を行い、進学後も奨学金貸与や学費サポートなど経済的支援も行っています。資格取得後も看護管理者はCNやCNSとしての活動を支援してきましたが、CNたちはどのように活動をしていけばよいのか一人悩みを抱えている状況もありました。そこで、2011年にCNが4名、CNSが1名となったことで、活動していく中での悩みを互いに共有し、活動を支援し合うとともに、院内での活動を推進していくための戦略を考えていくことを目的に「認定の会」を立ち上げました。定期的に集まり活動を報告し合い、悩みを共有してともに解決策を検討したり、院内の多くのスタッフに自分たちの活動を知ってもらうための活動報告会を開催したり、ニュースレターの発行なども行ってきました。認定の会で集まり互いの活動を知ることで、他分野のCNやCNSが連携して症例に関わったり、新たな取り組みをする際に協力依頼をしたりするなど、エキスパートナース同士のつながりを強固にすることができました。

　資格を取得し新たな仲間が増えると同時に、5年ごとの更新審査を受けるCNやCNSたちもでてきたことから、これらエキスパートナースに所属組織内だけではなく、地域においても活動してもらいたいと考え、活動の場を広げていくように支援していきました。2021年にはCNラダーを作成し、ラダーⅠは自部署、ラダーⅡは自部署〜看護部全体、ラダーⅢは自部署〜看護部〜組織全体、ラダーⅣは自部署〜看護部〜組織〜地域へと活動を拡大していくことがイメージできるようにしました。CNSは日本専門看護師協議会が作成した

CNS キャリアラダーを用い、役割開発していくことを支援しています。

　このような活動支援により、CN たちが地域住民を対象とした出前講座である「ひろっぱ講座」の講師として地域に出向いたり、日本看護協会の地域の在宅・介護サービスを担う事業所などの体制整備支援事業に参画し支援を行ったり、当院から転院する患者のケアを継続していくために連携先病院の看護師などに教育やケアのアドバイスを行ったりなど、地域活動も増えてきています。

心不全看護 CN の活動

　心不全看護 CN は年々増加傾向の心不全患者（**図1**）への医療・ケアの質向上に努め、安心して療養生活が送れることを目指して活動しています。心不全看護 CN が資格取得した当初は、孤軍奮闘で所属する部署のスタッフたちと心不全患者のケアにあたっていました。リーダーシップを発揮し活動する姿勢を見て、心不全患者にとって最善の医療・ケアを目指して一緒に活動したいと考えるスタッフが増え、看護師だけでなく他職種も心不全療養指導士を目指しともに研鑽するようになり、仲間が増え、多職種による心不全チーム活動につながっています。

1．院内活動

　心不全チームの院内活動として、心不全患者の情報は身近な相談窓口として

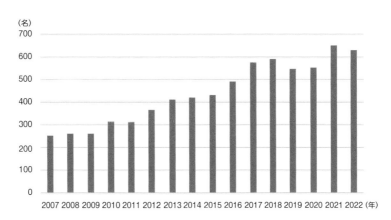

図1 当院における心不全入院患者数推移

心不全療養指導士に寄せられ、心不全看護CNがそれを集約して心不全多職種カンファレンスにつないでいます。心不全患者が専科の循環器病棟以外に入院していても、心不全チームに情報が集まる仕組みになっています。心不全多職種カンファレンスには循環器内科医も参加し、各専門職から寄せられた相談について多職種で検討し介入しています。

心不全チームが介入した症例として、腎盂腎炎で泌尿器科に入院となった70歳代女性A氏は慢性心不全の既往がありました。入院中に誤嚥性肺炎を合併したことで絶食となり、内服薬もすべて中止になっていました。その後、経管栄養が開始されましたが、内服薬は再開されていなかったため、病棟薬剤師から心不全治療薬の再開について相談がありました。そこで、心不全多職種カンファレンスでA氏の心機能の評価や心不全治療薬について検討し、その結果を相談者である病棟薬剤師に伝え、泌尿器科医師と共有してもらいました。

このように、病棟薬剤師などが気づき専門チームに相談することで、主治医が専科でない場合でも、あるいは当院の循環器内科のかかりつけではない場合でも、心不全治療・ケアが必要な患者に対応できるようになっています。さらに、すべての病棟薬剤師が心不全治療薬について確認できるように、心不全療養指導士である薬剤師が心不全チェックリストを作成、心不全の禁忌薬や注意薬、基本治療薬が導入されているかなどがチェックできるようになっており、全病棟の心不全患者をサポートできる体制となっています。

また、初回心不全で入院した80歳代男性B氏は、拡張相肥大型心筋症に加え、多発性骨髄腫もあり、深刻な病状でした。B氏は、当院から車で2時間ほどかかる中山間地域で認知症の妻と2人暮らしでした。子どもはなく、隣の家で一人暮らしの弟も心不全であり、これまではB氏が妻と弟の生活を支えていました。退院に向けて、日常生活動作（ADL）が自立しているB氏は介護保険サービスの対象にはならないこと、家族の生活も含めて、退院後にどのようにして療養を支援していくのかということで、MSWから心不全チームに相談がありました。心不全多職種カンファレンスで検討し、地域包括支援センターに連絡し情報共有を行い、B氏だけでなく、家族を含めた地域での支援体制を整えていきました。

2. 退院後支援活動

　高齢化が進み、高齢世帯や高齢単身世帯も増え、老老介護など社会的フレイルの心不全患者も増加していることから、病棟内チームと心不全チームが一緒になって退院支援を行い、多方面から地域につなげています。退院前や退院後に自宅を訪問して、家族や介護者、訪問看護師やケアマネジャーなどと病状の共有を行い、療養環境を確認しながら心負荷を軽減するための活動提案や、手すりの設置などの福祉用具導入など、サービス調整にも積極的に関わっています。

　心不全をはじめとする慢性疾患患者の経過の特徴は、進行性の悪化と急性増悪の繰り返しであり、急性増悪を繰り返しながら虚弱が進行していきます。急性増悪時には病院で入院加療、急性期治療を受け、回復したら退院、を繰り返しながら、最期には非代償性となり、死に至ります。経過の中で本人がどのような最期を望むのかアドバンス・ケア・プランニング（ACP）についての話し合いも必要となってきます。

　90歳代男性C氏は、既往に悪性リンパ腫があり、それに関連し慢性心不全増悪での入退院を繰り返していました。慢性腎臓病の進行もあり、透析療法が必要でドブタミン持続点滴の離脱が困難な状態でした。以前から痛みやつらさを伴う治療はせず本人の意思を尊重すること、心停止時には心肺蘇生を行わないこと（DNAR）が本人・家族・医療者間で合意形成されていました。しかし、C氏の終末期の過ごし方については十分に検討されていませんでした。心不全看護CNは、終末期の過ごし方について話し合いの場を調整し、C氏にとって何が最善なのかを本人・家族・医療従事者で考え、自宅に帰ることを決定しました。その後は自宅退院に向けて、往診医や訪問看護との調整、今後起こり得る苦痛の緩和をどのように行うのかといった症状マネジメントを行い、退院時には介護タクシーに同乗しつき添い、往診医や訪問看護に直接申し送りを行い、地域のサービスに引き継ぎました。このように病態に応じてACPの話し合いを行い、患者にとって最善の医療・ケアを提供し、最期までその人らしく過ごせることを目指し取り組んでいます。

3. 地域における活動

　地域に向けた活動としては、2017年より遠隔モニタリングサポートとして、ペースメーカーやCRT、ICDなどの植え込み型デバイスの胸郭インピーダンスを計測して、インピーダンス低下などの異常を示すアラートがあった患者に電話して症状モニタリングと症状への対応を伝える取り組みも行っています。また、電話訪問として、心不全CNや心不全療養指導士である看護師が在宅療養している心不全患者に電話し、体調の確認などを行っています。体調の変化に気づいて早期受診につなげることができ、入院に至らなかったケースや、退院直後の患者の不安解消につながっています。さらに、高齢で外出の機会が減り、人と話す機会も減っている患者には、電話訪問は気軽に相談できる機会であると同時に、人とつながる・社会とつながる機会となり、フレイル予防にもなっています。

　外来には心不全看護相談窓口を設置し、通院中の患者やその家族、訪問看護師などサービス提供者からの相談対応も心不全看護CNが行っています。退院後、サービスを利用し在宅生活を継続していた患者がADLや認知機能が低下し、定期受診が困難になってくるケースもあります。そのような相談があった際には、地域のサービス提供者や家族と情報共有し、地域と連携して療養支援を行っています。さらに心臓リハビリテーション外来では、心臓リハビリテーションに通ってくる患者・家族の在宅生活での困りごとへの相談対応も行っています（**表3**）。

　心不全で外来通院を行っていた患者が通院困難になってきた場合は、訪問診療に切り替えていく必要がありますが、当院には訪問診療体制がないため、在宅訪問診療医に往診を依頼することになります。病院側スタッフと在宅訪問診療医とが顔の見える連携ができ、心不全患者の療養支援体制を整えていくために、心不全看護CNが在宅看護CNSの協力を得て、「心不全在宅移行支援の

表3　心不全看護相談件数（2023年）

	5月	6月	7月	8月	9月	10月	11月	12月
心不全看護外来	21	24	11	23	24	17	19	15
心臓リハビリテーション外来	116	109	43	77	116	93	107	87

会」を企画・運営しています。訪問診療医と連携した症例について、病院と在宅それぞれから経過報告を行い、病院側は在宅の診療体制を知る機会になっています。先に紹介したC氏のように重症・末期心不全患者の自宅療養を支援する体制が整い、自宅で最期まで過ごしたいという希望を叶えられるケースばかりではなく、自宅療養を希望しても在宅での治療継続が難しく諦めざるを得ないケースもありました。しかし、心不全在宅移行支援の会を通して、最期まで自宅で療養できる方法を病院と在宅訪問診療医とで検討することができ、患者の希望を叶えることができる選択肢が増えてきています。

　また、当院から他院へ転院し引き続き療養生活を送るケースもあります。その際には転院先の病院にサマリーを送り、継続したケアができるようにしています。しかし、転院先には心不全看護CNや心不全療養指導士など心不全看護のエキスパートナースが在籍しておらず、転院先のスタッフが心不全患者の看護に対して不安を抱えていることもあります。そこで、当院の心不全看護CNが転院先の病院で心不全看護に関する研修を行ったり、連携した患者のケアにおける困りごとの相談に乗ったりしています。こうした活動により地域での心不全患者の医療・ケアの連携が構築され、あらゆる場で心不全患者が必要な医療・ケアを安心して受けることができるようになるのではないかと考えます。

おわりに

　当院での地域療養支援として心不全看護CNを中心とした心不全チームの活動を紹介しました。高齢化が進み、急性期病院でも高齢患者が多く、心不全のような慢性疾患の患者や認知症の患者も増えています。これらの患者ができるかぎり長く在宅での生活を継続できるようにしていくためには、地域全体で患者を支える体制を整備していかなければなりません。そのためには、看護職も地域に目を向け、地域療養支援を行っていく必要があり、そのリーダーとしてCNやCNSといったエキスパートナースが活動の場を広げていくことが大切だと考えます。CNやCNSを地域の資源として活用していくことができる体制をこれからもつくっていきたいと思います。

回復期リハビリテーション病院の地域療養支援の取り組み

医療法人社団三喜会 鶴巻温泉病院 看護部長
小澤 美紀

回復期リハビリテーション病棟からの退院患者は病前と全く同じ生活を送ることが難しい場合もありますが、退院後の暮らしがその人らしくあるように、リハビリテーションの継続やサービスの活用など地域の社会資源につなぎ、患者と家族を支えることが私たち看護師の役目です。本稿では、回復期リハビリテーション病棟の概要と鶴巻温泉病院の療養支援の取り組み、多職種で関わることで自宅での暮らし再開につなげた患者事例を紹介します。

はじめに

　回復期リハビリテーション（以下、回復期リハ）病棟では、脳血管疾患や骨折など、厚生労働省により定められた疾患（**表1**）[1] の治療を受けた重度の障害をもつ患者に対して集中的にリハビリテーション（以下、リハビリ）を行い、日常生活動作（ADL）の向上を図り、住み慣れた地域への在宅復帰を目指していきます。2023 年 3 月時点で全国には 93,834 床の回復期リハ病床が整備されており、制度が創設された 2000 年以降、毎年増床している[2] ことから、回復期医療のニーズは高いといえます。

　回復期リハ病棟から退院する患者は何かしらの機能障害を抱えて退院することが多く、退院後の ADL は低下するといわれています[3]。病前と全く同じ生活を取り戻すことが難しくなることもありますが、それでも成し得る限り、退院後の暮らしがその人らしくあるようにリハビリの継続やサービスの活用など

表1 回復期リハ病棟に入院できる疾患と入院期間

対象疾患	入院期間
脳血管疾患、脊髄損傷、頭部外傷、くも膜下出血のシャント術後、脳腫瘍、脳炎、急性脳症、脊髄炎、多発性神経炎、多発性硬化症、腕神経叢損傷等の発症後もしくは手術後、または義肢装着訓練を要する状態	150 日
高次脳機能障害を伴った重症脳血管障害、重度の頸髄損傷および頭部外傷を含む多部位外傷の場合	180 日
大腿骨、骨盤、脊椎、股関節もしくは膝関節の骨折、または 2 肢以上の多発骨折の発症後、または手術後の状態	90 日
外科手術または肺炎などの治療時の安静により廃用症候群を有しており、手術後または発症後の状態	90 日
大腿骨、骨盤、脊椎、股関節または膝関節の神経、筋または靱帯損傷後の状態	60 日
股関節または膝関節の置換術後の状態	90 日
急性心筋梗塞、狭心症発作、その他急性発症した心大血管疾患または手術後の状態	90 日

文献 1 を参考に作成

地域の社会資源につなぎ、患者と家族を支えることが私たちの役目です。患者が退院後、住み慣れた地域に戻って暮らしを続けていくためには、入院中から退院後の生活を考えて多職種で関わり、地域につなげていくことが大切です。看護管理者には、退院後の生活をイメージできる看護師を育てながら、多職種がスムーズに連携できるように調整することが求められると考えます。

　本稿では、回復期リハ病棟の概要と医療法人社団三喜会 鶴巻温泉病院（以下、当院）の療養支援の取り組み、自宅退院に向けて多職種で関わり、自宅での暮らしを再開した患者事例について紹介します。

回復期リハ病棟の概要

　回復期リハ病棟は 5 段階の施設基準に分けられ、看護職員やリハ専門職などの人数、休日のリハビリ実施、重症患者割合などがそれぞれ定められています[4]。

　2022 年の診療報酬改定では、入院時の重症者（日常生活機能評価 10 点以上または FIM〔**図 1**・次ページ〕[5] 総得点 55 点以下）の割合が 3 割から 4 割に引き上げられました。2024 年の診療報酬でもその部分は変わらず、入院してくる患者は重症度が高くなってきています。FIM については入院時から退院時までの伸びを「FIM 利得」として評価するリハビリ実績指数も定められています[4]。

FIMによるADL評価
・「運動ADL」13項目と「認知ADL」5項目で構成
・各7〜1点の7段階評価（合計：126〜18点）

自立	7点	完全自立
	6点	修正自立
部分介助	5点	監視
介助あり	4点	最小介助
	3点	中等度介助
完全介助	2点	最大介助
	1点	全介助

運動項目													認知項目				
セルフケア						排泄		移乗			移動		コミュニケーション		社会認識		
食事	整容	清拭	更衣（上半身）	更衣（下半身）	トイレ動作	排尿コントロール	排便コントロール	ベッド・椅子・車椅子	トイレ	浴槽・シャワー	歩行・車椅子	階段	理解〈聴覚・視覚〉	表出〈音声・非音声〉	社会的交流	問題解決	記憶
計42〜6点						計14〜2点		計21〜3点			計14〜2点		計14〜2点		計21〜3点		
運動項目　計91〜13点													認知項目　計35〜5点				
合計126〜18点																	

文献5を参考に作成

図1 FIMの概要

　リハビリを行う時間は1日最大9単位＝3時間（1単位＝20分）までが認められています（運動器リハビリについては、2024年度診療報酬改定で1日6単位までに制限されました）。そして、リハビリだけではなく、起床時から就寝時までの間、食事、更衣、整容、排泄、入浴など、日常的な動作も含めた生活そのものをリハビリととらえた支援が受けられることが大きな特徴です。

回復期リハ病棟の看護管理者の役割

　患者の送り元である急性期病院では在院日数の短縮が進んでいるために、回復期リハ病棟では急性期治療後早期の患者の受け入れが増えています。医療処置の継続、慢性疾患、担がん状態、認知症の併存など、リハビリに影響を及ぼしかねない要素をもつ患者も増えています。また、入院中にも脳卒中再発、誤嚥性肺炎、尿路感染、新型コロナウイルス（COVID-19）などの感染症、転倒による骨折など、リハビリの中断や急性期病院への再搬送を余儀なくされることもあり、ときには病状が悪化し看取りが必要になることもあります。

　このように複雑さが増す状況で、限られた入院期間（**表1**）[1]で、適切な治

療・ケアと同時に退院後の生活を再構築していくための準備を整えていきます。何かしらの機能障害が残ってしまうことは多く、退院後はどこでどのように生活していくかを患者・家族と一緒に考え、「これなら帰れそう」と安心できる支援・調整が必要になります。回復期リハ病棟のゴールは病棟内で自立した生活を送ることではなく、住み慣れた地域に戻って暮らしを続けていくことです。病院とは異なる環境に戻ったときに起こり得るリスクや不自由さを予測しながら生活をイメージできる看護師を育成すること、地域につなげていくために多職種間の橋渡し役を担っていくことが看護管理者の役割であると考えます。

当院の概要

当院は、神奈川県の湘南西部医療圏に属する秦野市に立地しています。環境の変化に対応しながら病床機能を転換させ 1979 年の開設以降、現在は、病院病床 499 床（回復期リハ病棟入院料 1：200 床、障害者施設等入院基本料：55 床、特殊疾患病棟入院料 1：60 床、療養病棟入院基本料 1：120 床、緩和ケア病棟入院料 1：25 床、地域包括ケア病棟入院料 2：39 床）と介護医療院 52 床、そして訪問リハビリを主とする在宅医療介護支援室を備え、多機能を活かした慢性期医療を提供しています。

退院後の生活をイメージできる看護師育成の取り組み

1. 療養支援委員会

2015 年、脳卒中リハビリテーション看護認定看護師が中心となり「療養支援看護師会プロジェクト」を発足しました。病気により残ってしまった障害を抱えながらも安心して自宅に帰っていただけるよう退院支援の力をつけること、長期療養患者の療養環境をその人らしく整えていく支援の力をつけたいという思いから立ち上げました。現在は「療養支援委員会」となり、入退院支援専従看護師をリーダーとして各病棟から看護師が集まり、学習会や事例検討、退院前・後訪問の報告などを行っています。学習会では、院内の MSW や地域

の高齢者施設、在宅介護支援センターほか、さまざまな方面から講師を招き、病棟看護師に不足しがちな介護保険制度や社会資源などの知識を身につけるための講義を受け、理解を深めています。

2. ケアマネジャーとの交流会

　地域連携室主催の地域のケアマネジャー（以下、ケアマネ）との交流会に、病棟看護師も出席しています。当院からの退院患者を含む地域で生活する方の様子や医療機関への要望などを聞ける機会であり、「生の声」を聞くことは退院後の生活をイメージしていくうえで大いに役立ちます。

3. ICF を用いた事例検討

　ICFとは「生活機能・障害・健康の国際分類（International Classification of Functioning, Disability and Health）」の略語です。ICF は、健康状態、心身機能・身体構造、活動、参加、個人因子、環境因子のカテゴリーを設定しており、障害のある患者や要介護者などの援助対象者の「できないこと」に着目するのではなく「できること」に視点を向け、対象者の「生きる」ことを支援するモデルです。当院看護部教育に組み込まれているすべての事例検討ではICF を用いて患者の全体像をとらえています。

4. 訪問看護ステーション研修

　療養支援委員会メンバーを対象に、訪問看護ステーションで3日間から5日間の研修を実施しています。当初は病棟管理者から「限られた人員の中で5日間も研修に出すことは難しい」という声もありましたが、研修を終えた看護師たちが「病院での指導は現実的ではなかった」「在宅を知って支援することが重要だと再認識した」「生活者としての笑顔が輝いていた」など、退院後をイメージできるようになってきており、研修は現在も継続しています。

5. 訪問看護ステーションへの出向

　年単位で訪問看護ステーションに出向する仕組みも構築しました。出向した

一人は、2年間の訪問看護を経験した後、院内に設置された「鶴巻訪問看護ステーション病院出張所」に出入りしながら、入退院支援のサポートに関わりました。新規入院患者に対して早期から在宅復帰を見すえた問題提起や、退院後に医療処置や介護が必要になる患者のケアの工夫の伝授など、訪問看護の経験を活かした助言を行っています。

多職種連携・調整

　回復期リハ病棟では、医師、看護師、薬剤師、栄養士、理学療法士（PT）、作業療法士（OT）、言語聴覚士（ST）、介護福祉士、MSW ほか、多職種がワンチームとなってケアを提供することが大きな特徴のひとつであり、チームアプローチは核となります。

　入院時から ADL に焦点を当て、「何ができて、何ができないか」をチームで共有し、目標設定を行い、日々の変化を確認しながらゴールを目指します。多職種連携ではそれぞれの職種の専門性がかけ合わさったケアが提供され、大きな効果が期待されます。しかし一方では、職種による考え方の違い・軋轢や、情報共有が難しく意見がまとまらないこともあります。回復していく過程で、患者は PT、OT などのセラピストを「先生」と呼ぶことがあります。セラピストに対する患者の特別な感情に触れ、看護師は患者の 24 時間の生活を見ていながら自身の役割を矮小化してしまうことも珍しくありません。そこで看護管理者は、回復期リハ病棟における看護師の役割をしっかり理解して看護師の意識を育んでいくと同時に、多職種の専門性を尊重し合える風土づくり、そして意見が対立したときには「患者・家族の願いは何か？チームはそのためにどうすることがよいのか？」に立ち返る舵を取っていきます。

　退院前に家屋評価を目的として退院先を訪問することがあります。当院では、以前は「セラピストだけが訪問する」習慣でしたが、患者の病状、24 時間の生活、介護力などを看護師の視点で確認しておくことで生活の課題がより具体的になることを実感し、現在は医師の指示があり看護師の訪問が必要と判断した患者に対しては、セラピストと一緒に看護師も退院前訪問を行ってい

す。これは診療報酬でも「退院前訪問指導料」として算定することができます。さらに退院前には、退院後の患者と家族の在宅療養を支援するケアマネや訪問看護師などの在宅スタッフと、患者に関わってきた医療スタッフが合同カンファレンスをもつ機会があります（「退院時共同指導料」として算定可能）。看護師からは、患者の健康上の課題、必要な医療処置、24時間の入院生活の様子、「しているADL」の状況、家族の思いなどの情報を伝えます。ICFの活用は在宅スタッフとも共有できる手段のひとつです。この場で大切なことは、わかりやすい言葉で伝え、何より在宅チームを信頼することです。

事例紹介

ここから事例を紹介します。

事例

Aさん、80歳代、男性。自宅で構音障害、右片麻痺が出現。脳梗塞と診断され急性期治療（STA-MCAバイパス手術）を受け、3週間が経過したところで当院に転院されてきました。

入院時

JCS Ⅰ-2〜3、HDS-R 7点、高次脳機能障害あり。問いかけに対する返答の整合性に欠け、自発性が低下していましたが、指示が理解できたときにはADLは中等度から最小介助で可能でした。食事は3食経管栄養。排泄は尿道留置カテーテル挿入中。FIM総得点35点。家族は妻と2人暮らし、長女が近所に住んでいます。退院先についてAさんは「もちろん家に帰る」と話し、妻も帰ってきてほしいと希望していました。多職種で合同評価を行い、前期目標を「ADLが最小介助で行える」「食事摂取ができる」と設定し、リハビリと多職種の介入を開始しました。

経過

身体機能の改善は順調で、看護師は日々獲得した「できるADL」を日常生活の中で「しているADL」につながるように関わっていきましたが、覚醒状態により介助量に変動がありました。また、車椅子のブレーキ管理などの安全

管理がＡさん自身では難しく、動作手順もなかなか覚えられない様子がありました。排泄については尿道留置カテーテル抜去後の尿意が曖昧であり、定時の排尿誘導により、トイレで排尿ができるようになりましたが、失禁していることもありました。食事はスプーンを使って、3 食一人で経口摂取ができるようになりました。

　入院 1 カ月後の面談で、自宅退院を目指す方針となりました。その後もリハビリを継続し、ADL 全般は最小介助のレベルまで回復しました。入院 3 カ月後に最終面談、ならびにＡさん、妻、長女と一緒に OT、看護師、ケアマネが同行して退院前訪問を実施しました。自宅内であれば伝い歩きが可能、トイレに手すりが必要、妻に対して移乗介助と就寝前のおむつ着用の指導が必要なことが確認できました。

　退院を間近にした折、病棟内で COVID-19 感染症が発生し、Ａさんも感染してしまいました。感染拡大防止のために病室内での行動制限を強いられ、排泄はポータブルトイレを使用することになり、このときから失禁が増え、昼夜おむつを使用することになってしまいました。感染隔離が解除されましたが、四肢、体幹の筋力が低下しており、習得した動作が緩慢になっていました。入院期限も目前に迫ってきており、この時の FIM 総得点は 69 点、介助量の多い動作もあったため、退院先として小規模多機能施設も提案しました。しかし妻は、「介助できるかな……でも帰ってきてほしいし本人も自宅に帰りたがっているので頑張ろうと思います」と話し、予定通り自宅退院となりました。

退院後の暮らし

　退院前カンファレンスで調整した内容に沿って、医療保険による訪問看護、介護保険による訪問介護とデイサービスを導入しました。入退院支援専従看護師が退院後訪問した際、妻はやや疲れた様子で「思っていた以上に大変」「だけど長女も毎日来てくれるし、夫がいるわが家の風景がほっとする」と話し、Ａさんはそばでうんうんとうなずかれていました。

転帰

　サービスを続けながら自宅で過ごしていましたが、退院 8 カ月後にかかりつけ医から「誤嚥性肺炎を発症して自宅でお亡くなりになった」という連絡があ

りました。

おわりに

　前述したように、回復期リハ病棟のゴールは病棟内で自立した生活を送ることではなく、住み慣れた地域に戻って暮らしを続けていくことです。回復期リハ病棟で求められる看護師像をしっかり描き、そのための育成環境を整えていくことが看護管理者の役割のひとつです。

　紹介した事例は、本人と家族の意思を確認し、退院後の住まいの環境、介護力をイメージして在宅チームと一緒に使える資源の確認などを行い、自宅での生活を再開できました。しかし、スムーズに進む事例ばかりではなく、退院先について本人と家族の思いの相違、自宅に人が入る訪問の拒否、家族の疲弊、独居で閉じこもりがち、病気の再発、ADL の低下など、さまざまな問題も生じています。そのことも理解し、本人と家族が安心して地域で暮らしを続けていけるよう、これからも多職種で関わっていきたいと思います。

●引用・参考文献
1) 厚生労働省. 入院（その3）回復期入院医療について. 中央社会保険医療協議会 総会（第564回）議事次第. 2023.
https://www.mhlw.go.jp/content/12404000/001170581.pdf（2024.4.22 閲覧）
2) 一般社団法人回復期リハビリテーション病棟協会. 年度毎 病床届出数及び累計数. 回復期リハビリテーション病棟の都道府県別データ（2023年3月1日資料）.
http://www.rehabili.jp/publications/sourcebook/graf2023/graf1.pdf（2024.3.21 閲覧）
3) 芳野純ほか. 回復期リハビリテーション病棟患者の退院後日常生活活動変化の特徴と関連因子. 理学療法科学. 23（4）, 2008, 495-9.
4) 厚生労働省保健局医療課. 令和6年度診療報酬改定の概要：入院Ⅲ（回復期）. 令和6年3月5日版.
https://www.mhlw.go.jp/content/12400000/001224804.pdf（2024.3.21 閲覧）
5) 厚生労働省.（参考）日常生活動作（ADL）の指標：FIM の概要.
https://www.mhlw.go.jp/file/05-Shingikai-12404000-Hokenkyoku-Iryouka/0000184198.pdf（2024.3.21 閲覧）
6) 結城美智子. "リハビリテーションに用いられる主要な概念". ナーシング・グラフィカ 成人看護学（5）：リハビリテーション看護. 第4版. 奥宮暁子ほか編. 大阪, メディカ出版, 2020, 29-33.
7) 回復期リハビリテーション.net. 入院できる疾患と入院期間.
https://kaifukuki.doctorsfile.jp/ward/（2024.3.21 閲覧）

4　回復期病院の取り組み

早期受け入れ体制の構築と住み慣れた地域への在宅復帰支援の取り組み

医療法人社団朋和会 西広島リハビリテーション病院 副院長／看護介護部部長
杉本 真理子

回復期リハビリテーション病棟は機能分化が進む急性期病院の入院医療と地域包括ケアをつなぐ重要な役割を担っています。西広島リハビリテーション病院でも「入院患者の住み慣れた地域へのソフトランディングと退院後のフォローアップ」の仕組みを構築しています。本稿では当院が行っている急性期病院からの早期受け入れ、患者・家族の退院後の生活を見すえたリハビリテーション実践のための取り組みを紹介します。

はじめに

　回復期リハビリテーション（以下、回復期リハビリ）病棟は、集中したリハビリテーションにより、急性疾患後の要介護状態を改善させる場として、2000年に介護保険制度の施行と同期して制度化されました。日常生活動作（ADL）能力を向上させるだけでなく、住み慣れた地域への在宅復帰が重要な目的です。

　2008年の社会保障国民会議で、団塊世代が後期高齢者に入る2025年に向けた医療・介護機能の再編として「入院医療の機能分化と連携」および「地域包括ケア体制の整備」が2大目標に設定されました。その後病床機能報告制度（2014年）や地域医療構想（2015年）の導入を経て、各地域で連携・支援体制づくりが推進されています。

　機能分化が進む入院医療と地域包括ケアをつなぐ回復期リハビリ病棟は、

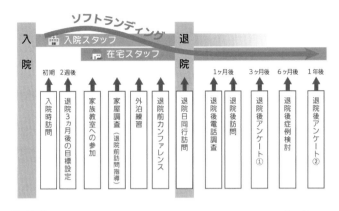

図1 当院のソフトランディング・フォローアップの仕組み

「早くよくして早く地域に帰す」だけが目的ではありません。「定められた期間内に、住み慣れた地域へソフトランディング（軟着陸）させ、その生活をできるだけ長く継続させる」[1] という重要な役割を担っています。

　医療法人社団朋和会 西広島リハビリテーション病院（以下、当院）では「入院患者の住み慣れた地域へのソフトランディングと退院後のフォローアップ」の仕組みを構築しています（**図1**）。これをもとに当院看護介護部では、「急性期から早期に受け入れ、生活期と連携を図り患者・家族が住み慣れた地域で長く生活できる」ことを目標に掲げました。本稿ではこの取り組みについて紹介します。

「face to face」で早期に受け入れる体制づくり

1. 早期入院受け入れ体制

　当院は都市型のリハビリテーション専門病院として1986年に開業し、2000年以降は全139床を回復期リハビリ病棟として運営しています。入院患者はすべて急性期病院（以下、急性期）からの紹介ですが、近年は全国および県内の回復期リハビリ病棟の病床数は増加傾向で、目標とされてきた人口10万人対50床[2] を大幅に上回っています。とくに当院周辺の地域では2023年3月31日時点で同120床まで増加し、完全に飽和状態にあります。病院間の患者獲得競争は激しく、急性期に選ばれることが当院の重要な使命のひとつです。

　近年の診療報酬改定の影響で、急性期の入院期間は以前より大幅に短縮され、発症から当院申込までが年々早くなってきています。2022年には、回復期リハビリ病棟の早期受け入れ推進を目的に、重症患者の受け入れ率が40%以上に引き上げられました。回復期リハビリ病棟の限られた看護人員の中で、急性期からの早期受け入れと重症患者管理の両立が求められ、入退院調整が大きな課題となっています。

2．搬送車の導入

　当院は広島県広島市の西部に位置し、市中心部より車で30分、最寄り駅から15分という立地が患者・家族の病院選択の障壁となっていました。そこで2014年から紹介患者専用の搬送車両（以下、搬送車）を導入し、必ず看護師が同乗し、広島市内だけでなく呉市や東広島市、山口県などの紹介病院に迎えに行くようにしています。転院時の患者・家族の経済負担の軽減になるだけでなく、何より看護師が同乗することで、紙面からは読み取ることのできない患者・家族の個別性に応じた対応や当日の体調変化などについて、入院日に看護師間で直接情報交換を行うことができます。患者・家族にとって、看護師間で直接情報交換している様子を見ることや、搬送中看護師に話を聞いてもらえることは、入院初日からの大きな安心感につながっているようです。搬送車の導入は、病院へのアクセスの障壁を解決する以上の成果が出ていると感じます。

3．急性期訪問体制の構築

　当院は2000年の回復期リハビリ病棟開設時から、リハビリテーション・ケアの質を理解してもらうため、急性期の地域連携室や病棟を毎日訪問しています。臨床現場を預かる職員が頻回に出かけることは難しいため、当院では急性期を訪問する専属職員（以下、専属訪問職員）を地域連携室に配置し、訪問頻度を増やすようにしました。

　現在は、地域連携室配属の公認心理士の資格をもつ職員が専属訪問職員です。急性期からの紹介状況や退院患者情報をもとに、訪問先や訪問日時を調整し、同行職員（病院長や副院長、病棟の看護師長やリハビリテーションマネ

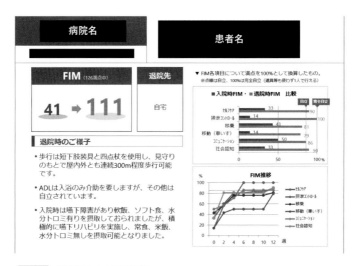

図2 退院時の状況報告

ジャー〔以下、リハビリマネジャー〕）の選出を行っています。事前に計画することで同行職員も業務調整を行いやすく、一緒に出かける頻度が増えました。また訪問した際に得た急性期の病床状況などの情報は、毎朝医局で行われる病床管理会議で医師や各部署の管理者に報告し、病床管理に活用しています。

　訪問先では、紹介患者の事前訪問だけでなく、紹介後のリハビリテーション状況や退院時の情報を動画や書面を用いて報告しています。このとき対応する側（急性期の地域連携室や病棟）に配慮し、持参資料はA4サイズの紙1枚（**図2**）、動画は10秒程度と、短時間の訪問を心がけています。「紹介した患者について、病棟の看護師長やリハビリマネジャーから直接聞くことで、担当した職員のモチベーションが高まります」という声をいただいています。

　急性期との顔の見える関係づくりの目的は、紹介患者の増加だけではなく、当院のリハビリテーション・ケアの現状をより深く知ってもらうことです。そうすることで急性期の職員が患者・家族に具体的に声をかけてくれ、安心して転院できると考えます。

退院後生活を見すえたリハビリテーション看護の実践

1. 地域・生活環境を知る機会

　以前は、看護師が退院前に実施される家屋調査（家屋改修などの助言を行うための自宅訪問）に同行することは少なく、主に担当療法士と社会福祉士が自宅を訪問していました。患者の家族や家屋を含めた生活環境を実際に見ることは、「患者」ではなく「生活者」としてとらえる絶好の機会となります。しかし、看護師が家屋調査に同行して病棟を不在にすることは、他看護師の負担が増加するため困難な状況でした。

　外出時間を確保するための病棟業務調整の中で、最も時間と人員を必要としていたのは全患者に週3回ずつ行っている入浴介助でした。機械浴の風呂場は、併設する介護老人保健施設（以下、老健）が午前中に使用し、病棟が午後から使用しています。風呂場には機械槽と特殊浴槽がありますが、老健では特殊浴槽は使用しないため、老健利用者と患者の動線が交差しないように仕切り用カーテンを設置し、2016年より3病棟が午前中から特殊浴槽を使用できる環境にしました。また、病棟設置のユニットバス使用の促進も同時に進め、午後に集中していた入浴介助の時間を分散したことで、外出できる時間を確保できるようになり、看護師の同行率が少しずつ増加しています（図3・次ページ）。

　家屋調査へ同行し実際の生活環境を見た看護師は、24時間の生活の視点から課題を明確化するようになりました。「家屋調査報告書」を作成し、家屋調査から得た退院後の生活問題について、患者・家族が退院直後から順調に生活が送れるように病棟生活の環境設定や病棟訓練の内容を検討し、看護計画で展開するようにしています[3]。

2. 退院後の生活を考える機会

退院先の ADL・生活状況を考える看護要約

　当院では、看護要約に「退院時のADL」だけでなく「退院先でのADL・生活状況」を2018年から記載するようにしました。これは当法人内の生活期ス

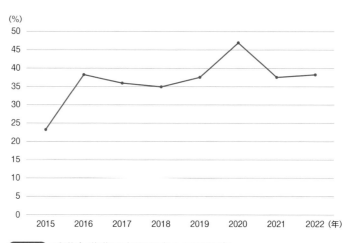

図3 看護介護職の家屋調査への同行率

タッフとの議論の中で、「病棟環境での ADL 状況」ではなく、家屋調査や外泊の情報も踏まえ、退院時に回復期側が退院後の生活をどのように想定しているかという情報が有用ではないかと考えたからです。

　改定した看護要約の情報について、当法人内で生活期職員を対象にアンケート調査を実施しました。介護支援専門員（以下、ケアマネジャー）は「退院先での ADL・生活状況」を最も活用していると回答し、今後のケアプランを立てるために活用しているようでした。一方、老健看護師・介護福祉士や訪問リハビリテーションの療法士は「退院時の ADL」を最も活用していると回答しました。老健は病棟と療養環境が似ている、訪問は想定された方法と異なる方法で退院後に ADL 動作を行うことがあるためだとわかりました。また現在の看護要約に不足している情報については、「ベッド周囲の環境」「具体的な介助方法」「課題・リスク」「口腔環境・ケア」「患者・家族の希望」などがあげられ、とくに在宅（訪問リハビリテーション、ケアマネジャー）では、家族の介護力や今後の課題・リスクなど、より詳しい情報が求められていました。現在も生活期スタッフが活用しやすい看護要約を目指し、実際に地域生活を支援している生活期スタッフからの意見をもとに改訂に取り組んでいます。このように生活期スタッフからの意見を回復期リハビリ病棟にフィードバックすることで、リハビリテーション・ケアのレベルアップにつながると考えています[4]。

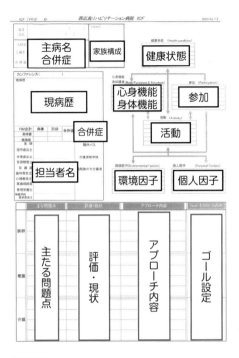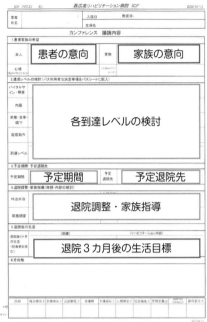

図4 ICF カンファレンスシート

退院 3 カ月後の生活を想定したリハビリテーション・ケア

　生活期との連携には、相互理解が不十分、共通言語が少ない、退院後の生活を想定した入院リハビリテーションが不十分といった課題があげられます [5]。そのため当院では 2011 年より入院 2 週目のチームカンファレンスで国際生活機能分類（ICF）を活用すると同時に、「退院 3 カ月後の生活における目標」の設定を開始しました（**図4**）。ICF の「活動」「参加」「環境因子」「個人因子」の情報から患者の「人となり」「生活環境」などを把握・分析し、退院後の生活目標を検討していきます。看護師が立案する際も、以前の入院中の到達目標「食堂まで歩いていくことができる」や「トイレが自立する」という機能レベルの目標から、「夫とスーパーに買い物に出かけることができる」や「庭先の花壇の水やりができる」など、患者の「活動」「参加」「環境因子」「個人因子」を考慮した生活目標を考えることができるようになりました。

患者の主体性を引き出すケア

　当院の初代理事長が掲げたリハビリテーション理念である「患者さんが主役

のリハビリテーション」では、「失われた機能が完全に元通りに回復するとは限らない」こと、「障がいとともにありながら、積極的に社会参加を行うことができる能力と精神力を身につけ、自分らしさを取り戻し、自立した生活を送ることこそがリハビリテーションの最も大切な目標」とうたっています。われわれは患者・家族が「自分で」地域生活やリハビリテーションを継続できるよう、その方法だけでなく心構えを入院中から伝えていかなければならないと考えています。

　当院では、2週間ごとのカンファレンスで病棟生活の短期目標を設定します。いくつかある短期目標の中から、病棟生活で看護介護スタッフと一緒に練習する重点項目をチームで抜粋し、プリントした目標シートの目標と訓練内容について担当看護師が説明します。患者は目標の進捗状況（達成できていれば○・不十分な場合は△）を介入した看護介護スタッフと一緒にこのシートへ記載します。担当看護師は患者と目標の進捗状況を共有し、次の短期目標について話し合い決定します。患者と話し合いながら目標を決定していくプロセスを繰り返すことで、患者から「次に取り組みたいことは……」と主体的な発言が聞かれるようになりました。リハビリテーション・ケアは「患者が主役」であり、自分らしい生活を豊かにする夢や目標をともに考え支援することは、看護師だけでなく多職種チームにとって大切な仕事です。

🧑 スキルアップを目指した回復期・生活期合同症例検討会

　回復期リハビリ病棟の看護師が退院後の生活を知る機会は少ないため、2012年より退院患者のうち、当法人の生活期リハビリテーションが関与している症例について、退院6カ月後を目安に回復期・生活期のスタッフが合同で症例検討会を行っています。実際の退院後の生活を知ることで、担当看護師として入院中に設定した退院先のADLや生活状況、指導について振り返り、地域の医療・介護・福祉サービスについて知ることができます。当初は生活期スタッフから課題を指摘されることが多くありましたが、回数を重ねることで前向きに議論ができる場になりました。回復期と生活期との連携の質や回復期のアプローチの質を高める機会になっています。

退院前カンファレンスを活用した生活期スタッフとの関係づくり

　退院前カンファレンスは、患者・家族が直接参加し、回復期と生活期のスタッフが顔を合わせる退院支援の「要」といえる重要なプロセスです。これにより、在宅生活の状況に合わせた退院準備や調整がスムーズに行われます。回復期と生活期のシームレスな連携を目指し、当院では 2018 年より「退院後リハビリテーション計画シート」（**図 5**）を作成しています。これは現状を伝えるだけでなく、退院後に予想される生活上の問題点や退院 3 カ月後のリハビリテーション・ケアの目標を生活期へ提案するためのものです。ケアマネジャーからは、「今後の予後予測やケアプランを立てるうえで非常に有用」という評価を受けました[6]。

　一方で退院前カンファレンスの実施率は課題です。ここ数年はコロナ禍ということもあり、介護認定のある自宅退院患者のうち 4 割未満の開催状況が続いています。当院では開催できなかった理由も調査していますが、「ケアマネジャーが希望しない」が最多で 52%を占めていました。この背景には「患者・家族面談に同席した」「家屋調査時に立ち会い回復期担当者と情報交換したの

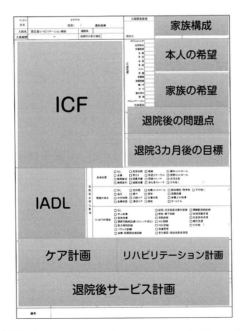

図5　退院後リハビリテーション計画シート

で必要ない」「WEBで開催する設備がない」などさまざまな要因がありました。

しかし退院前カンファレンスはケアマネジャーのためだけに開催するものではありません。生活期のサービス担当者と回復期担当スタッフが一堂に会し、紙面では伝えきれない専門職種間の情報交換ができることが大きな利点です。そのため退院前カンファレンスの意義・目的を多くのケアマネジャーに再認識してもらい、患者・家族が退院日から安心してスムーズな在宅生活がスタートできるように働きかけることが必要です。「参加してよかった」と思われるような質の高いカンファレンスを目指していきたいと考えています。

おわりに

当院は回復期リハビリ医療に特化した病院であり、機能分化する急性期と地域包括ケアをつなぐ重要な役割があります。看護管理者として、法人の理念である「信じあい　明日を拓く」に則り、急性期と地域から信頼される関係づくりと、質の高いリハビリテーション看護が実践できるよう、成長し続ける看護師の育成と組織づくりを心がけています。とくに「信頼される関係づくり」の第一歩は「face to face」です。病棟看護師が直接、急性期訪問や家屋調査へ同行、退院時や退院後訪問などで地域に出かけるための体制づくりは大変ですが、訪問後の看護師の変化や患者・家族の笑顔を見るとやりがいを感じます。今後も、患者・家族が安心してより長く地域生活が送れるように、入院医療と地域包括ケアをつないでいきたいと考えています。

● 引用・参考文献
1）岡本隆嗣ほか. 退院支援と退院後のフォローアップ. 総合リハビリテーション. 48(2), 2020, 133-42.
2）石川誠. 回復期リハビリテーション病棟の役割. 治療. 87 (1), 2005, 133-8.
3）新迫美恵子ほか. 看護師・介護士による家屋調査：家屋調査報告書の作成と今後の課題. 一般社団法人回復期リハビリテーション病棟協会第 29 回研究大会 in 広島. 2017.
4）杉本真理子. 回復期リハ病棟における看護記録の意義と目的. リハビリナース. 16(2), 2023, 102-9.
5）岡光孝ほか. 在宅生活者の生活期リハビリテーションに関する介護支援専門員へのアンケート調査. 総合リハビリテーション. 40 (9), 2012, 1245-51.
6）武田由紀. 回復期と生活期の間で、情報伝達が不十分ではありませんか？. リハビリナース. 15 (4), 2022, 346-55.

地域包括ケアシステムにおける
多機能型慢性期病院の取り組み
～「面倒見のいい病院」を目指して

医療法人健和会 奈良東病院 看護部長
寺田 朱美

奈良県では、重症な患者に対する救急医療や高度医療に対応する「断らない病院」と地域包括ケアシステムを支える「面倒見のいい病院」という2つの病院像を示し、病院の機能分化と連携強化を推進しており、「奈良方式」として全国的にも注目されています。本稿では「面倒見のいい病院」を目指し、奈良東病院が取り組んでいる5つのミッションを紹介します。

はじめに

　奈良東病院グループは、奈良県天理市に位置する奈良東病院（以下、当院）を中心とした医療・介護の複合施設群です。1989年に病院を開設した後、周辺に介護施設などの関連施設を整備し、現在同一エリアに約950名の入院・入所者が生活しています。その他、天理市以外のエリアに複数の事業所があり、地域に密着したサービスを展開しています。

　当院は多機能型慢性期病院であり、病棟構成は地域包括ケア病棟（44床）、回復期リハビリテーション病棟（以下、回復期リハビリ病棟）（40床）、障害者施設等一般病棟（36床）、医療療養病棟（42床）の計162床に加え、介護医療院（2病棟88床）、透析ベッド（13床）となっています。このような機能の異なる病棟をもつことにより、さまざまな疾病・重症度・介護度・社会的背景を有する多種多様な高齢患者への対応が可能となっています。

　奈良県では地域医療構想を進めるうえで、重症患者に対する救急医療や高度

表1	奈良東病院が取り組む5つのミッション
1.	地域の医療機関・介護施設との連携を強化し、信頼、協力し合える関係を構築
2.	適切なリハビリテーションを行い、でき得る限り早期の在宅復帰を目指す
3.	急性期以降のいかなるステージの患者に対しても切れ目ないサービスを提供
4.	重度者、認知症患者へ対応できる医療・介護体制
5.	住み慣れた地域で暮らすためのサポート

医療に対応する「断らない病院」と地域包括ケアシステムを支える「面倒見のいい病院」という2つの病院像を示し、病院の機能分化と連携強化を推進しており、この取り組みは「奈良方式」として全国的にも注目されています[1]。本稿では多機能型慢性期病院である当院が「面倒見のいい病院」として掲げている5つのミッション（**表1**）とミッション達成のための取り組みを紹介します。

地域の医療機関・介護施設と信頼、協力し合える関係構築

1. 医療機関との連携

急性期病院で手術など主たる治療が終了した後、リハビリテーション（以下、リハビリ）を含めた入院加療が必要なポストアキュート患者を主に地域包括ケア病棟と回復期リハビリ病棟で受け入れています（**図1**）。地域連携室には病棟課長経験のある看護師を配置しており、医療度が高い患者の紹介・相談

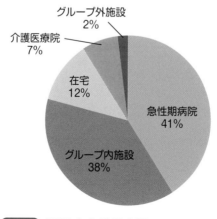

グループ外施設 2%
介護医療院 7%
在宅 12%
急性期病院 41%
グループ内施設 38%

図1 2023年入院元内訳

への対応や医師・病棟課長との情報共有が円滑に行われることで、速やかに受け入れができるようになっています。また、当院では対応困難な専門的治療や検査が必要になった患者を紹介元の急性期病院が受け入れる体制や、急性期病院から専門医を定期的に派遣してもらい診療の助言などを依頼する取り組みも始まっています。さらに、腰椎圧迫骨折や手術を要しない単純骨折などの症例は急性期病院では入院加療の適応が乏しいため、急性期病院の外来から紹介を受け、当院で入院加療を行えるように連携を図っています。このように「断らない病院」と「面倒見のいい病院」それぞれが互いの機能を発揮して良い関係が築けており、患者が安心して適切な医療を受けることができています。

2．介護施設との連携

　当院の地域包括ケア病棟は、在宅やグループ内外の介護施設などからの急性増悪（サブアキュート）患者の受け入れが多いことが特徴です。一般的に介護施設には医療専門職が少なく、介護職員にとって入所者の症状悪化時の不安は大きいものとなります。しかし、医療機関への相談や受診依頼はハードルが高いと感じる職員が多いという実態もあります。この点において、当グループでは病院が併設されている利点があり、グループ内施設の患者についてはいつでも気軽に相談できる体制を構築しています。また、通常診療時間外の夜間、土日祝日などに電話相談や外来受診のみで帰宅した方には、翌日外来から電話で状態を確認し、必要に応じ再受診していただくようにアドバイスしています。高齢患者の症状は不安定なことが多く、短時間で急速に悪化する例も散見されます。さらに、初期治療が遅れることで重症化する例も多いです。「無理せず、我慢せず、おかしいと感じたらすぐに相談」をグループ内での合い言葉とし、平時から施設などとの連携を図り早期対応を心がけています。グループ内施設の患者は入退院を繰り返している方も多く、当院の医師が訪問診療を行っていることもあり、顔なじみの関係ができています。また、「施設の近くに病院がある」「知っている医療者がいる」「相談しやすい」といったことをメリットに感じている方が多く、これらに応えるべく入居者やその家族、施設職員が安心して頼れる病院を目指しています。

3. 在宅医療・介護との連携

　急性期病院での入院は難しいけれども脱水や食思不振などの理由で自宅での生活継続が困難となっている方などを診療所やケアマネジャー、訪問看護ステーションなどと連携して当院で積極的に受け入れを行っています。また、「動けなくて困った」「介護負担が大きくなってきた」「もう少し動いてくれるといいのに」というケースなども短期入院により集中リハビリを提供し、在宅復帰へつなげています。

　「困ったときは何でも言うて、いつでも来てな、元気になって、はよ帰ろう」。これは職員が考えてくれた当院が目指す「面倒見のいい病院」をイメージしたキャッチフレーズです。親しみと信頼ある病院として、地域の期待に応えられるよう取り組んでいます。

適切なリハビリで早期の在宅復帰を目指す

　開設以来、「高齢者にこそリハビリが必要である！」との信条をもつ当院には、リハビリテーション医学会専門医・指導医各1名、認定臨床医1名が常勤医として在籍しており、リハビリテーション医学会の研修施設として医大からの専攻医を受け入れています。セラピストはPT22名、OT31名、ST10名の合計63名が在籍しています。県内に専門医が2名いる病院は少なく、STの在籍人数は近隣の慢性期病院の中では最多であり、リハビリ提供体制が充実しています。回復期リハビリ病棟では基本動作訓練に加え、日常生活の中で行う日常生活動作（ADL）訓練が非常に重要です。このため、積極的に家屋調査を行い自宅での生活上の課題を抽出し、訓練内容に取り入れています。セラピストが病棟スタッフと日常生活ケアを協働で行い、「できるADL」が「しているADL」となるように、こまめにカンファレンスを行いながらリハビリを提供しています（**写真1**）。また、多職種からなる排泄ケアチーム、摂食・嚥下チーム、口腔ケアチームが横断的に活動し、退院後の生活を見すえたADL改善に取り組んでいます。さまざまな障害により以前のような生活ができなくなったつらさや悲しさ、悔しさといった心理的な葛藤を受け入れ、それらを抱えなが

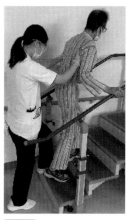
写真1 リハビリの様子

ら生き抜いていく患者が、その人らしく生きる喜びを1つでも2つでも多く感じられるようにすることがリハビリにおいて大切な視点だと考えています。

退院後のフォローについては、当グループには県内に7カ所の訪問リハビリ事業所があり、退院後もリハビリ継続が必要な方に訪問リハビリサービスを提供しています。同一グループであるメリットを活かし病院リハビリと訪問リハビリスタッフがリアルタイムに情報共有し、切れ目のないリハビリを提供しています。また退院後は、病棟より在宅や施設に帰ってからの様子を電話で確認しています。退院後の様子を聞くことや相談を受けることは、自分たちが行ってきたリハビリや退院支援・調整を振り返り、評価する機会にもなっています。

急性期以降の切れ目のないサービス提供

1. 退院調整・支援

自宅や施設へ退院するうえで、丁寧な退院支援は欠かせません。当院の患者は退院支援スクリーニングで「支援必要」となる方が大多数です。退院調整・支援は難しいケースが多く時間もかかるため、入院前または入院早期から退院後の生活を見すえてサポートする必要があります。予定入院の場合は地域連携室の職員が入院前に家族と面談を行い、当院の機能を説明するとともに治療や療養に対する意向や退院後の生活場所の要望などの情報収集を行います。自宅復帰を希望している場合はどのようなADLが獲得されれば帰れるのか、介護者の状況や生活環境などを確認します。また、施設入所を希望する方には場所や金額など条件に合う施設を紹介し、できるだけ希望に添う提案を行います。急性期の状態が少し安定しほっとしたのもつかの間、次の療養先やこれからの生活を考えていかなければならない家族の気持ちに寄り添い、これから一緒に患者を支える仲間として、信頼関係を築く大切な時間と考えています。ここで得られた情報を多職種と共有し、ケアや退院支援につなげています。

当院に入院する患者は高齢で多疾患併存状態（マルチモビディティ）の方が多く、病状が不安定であり、地域包括ケア病棟や回復期リハビリ病棟の上限在院日数内では、もともと生活していた在宅や施設に戻れないことが多い現状もあります。このような場合、障害者病棟や医療療養病棟で加療を継続することとなります。また、医療的処置が必要で単独の介護施設では療養が難しい患者は、介護医療院で療養を継続することも可能です。これらの病棟は入院日数に制限がある地域包括ケア病棟や回復期リハビリ病棟と比べ比較的長期の入院が可能であり、時間をかけ丁寧にケアやリハビリを継続することで病状が安定し、短期間では達成できなかったことができるようになることも多く経験します。このように患者の病状や家族の希望に対し、いかなる状態であってもグループ内のどこかの病棟あるいは施設で治療やケアを切れ目なく継続することを目標としています。

2. 終末期における ACP

残念ながら退院総数の 29％が死亡退院となっており（**図 2**）、看取りへの対応も当院が取り組むたいへん重要な分野となっています。当院の患者は認知症や疾患などにより患者自身の意思確認が難しく、希望する医療やケアについて患者に代わって家族が意思決定する場面が多くあります。本人がこれまでどのように生きてきて、何を大切にしていたのか、これからどうありたいか、その人が望むだろうことを家族と一緒に考え、揺れ動く家族の気持ちに寄り添いながら意思決定できるように丁寧な支援を心がけています。そして最期を迎えたとき、家族が「この決定をしてよかった」「本人も喜んでいるだろう」「ともに生き抜くことができた」と感じてもらえるよう、日々提供する医療やケアも患者に寄り添いながら丁寧に行うことを心がけています。

また、アドバンス・ケア・プランニング（ACP）への取り組みとして、終末期ケア（ターミナルケア）委員会において ACP のパンフレットを作成し、院内やグループ施設での利用を進めています。本来であれば患者本人が意思表示できるうちに、できるだけ早い段階から ACP を始めることが望ましいと考えますが、患者や入居者らに話をするタイミングや切り出し方、考えを深めても

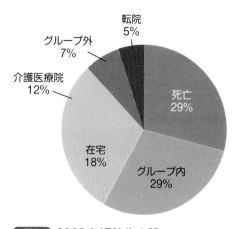

図2 2023 年退院先内訳

らうアプローチが難しいと感じている職員が多く、普及させるには多くのハードルがあると感じています。ACP は急変時に希望する医療処置を聞くといった単純なものではなく、患者を知ることから始まるものであり、平時から「患者の思いを聞くこと」が非常に重要です。委員会ではできるだけ多職種が参加して、ターミナルカンファレンスやデスカンファレンスを行うように促し、さまざまな気づきができるように取り組んでいます。そこで行われるディスカッションは職員のグリーフケアにもなり、看取りケアなどにも前向きに取り組んでいける機会として有意義なものとなっています。

　今年度、天理市看看連携事業において地域住民への ACP 啓発活動が行われました。「近くの公民館に集まって、看護師と一緒に元気なうちから、これからのことを考えてみる」という趣旨の企画で、当院の看護師も 6 カ所の公民館に参加しました。住民にたいへん好評であり、スタッフにも良い経験となりました。日本老年医学会の『ACP 推進に関する提言』の中には「健康状態の変化などで治療や暮らしの場が移行しても、表明された本人の意向が次の場につながれ、状態に応じて更新された情報も共有できるように、急性期、亜急性期、慢性期の医療機関、さらには外来、在宅医療、介護施設を含め、地域の資源が本人の尊厳を守る包括的システムのなかで構築されることが求められる」[2] とあります。まさに、ACP の普及・推進は当院のたいへん重要な役割であるととらえています。

重度者、認知症患者へ対応できる医療・介護体制

　地域包括ケア病棟に入院する患者の主な疾患は呼吸器疾患、心不全、尿路感染、脱水などであり、重症度、医療・看護必要度のＡ項目が１点以上の患者が平均26.7%と重度者の比率が高くなっています。患者の平均年齢は87.1歳であり、半数以上が認知症ケア加算の対象者です。病棟のスタッフは高齢者救急の役割を果たしながら認知症患者に対応し、さらに60日以内で在宅復帰を目指すといった負担の多い業務を担っています。ほかの病棟も同様に重度な患者、認知症の患者を限られたスタッフ数で対応している状況です。

介護人材の確保・定着・育成

　そのような中でも、モチベーションを保ちながらより良い医療・ケアを提供するためには、やはり人材の確保・定着・育成が必須です。近年メディアなどで報じられる通り、医療・介護分野の人材不足が顕著となっています。とくに介護分野においては2040年に69万人もの介護人材不足になるとの推計[3] があり、たいへん深刻な課題です。このような背景から、当グループでは将来の介護人材不足を見すえ、2009年より外国人介護人材の受け入れを開始しています（**写真2**）。以降、EPA、技能実習、特定技能制度により人材受け入れを進めてきましたが、近年は在留資格介護（留学生）の受け入れに注力していま

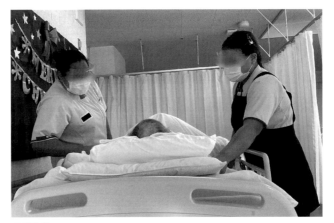

写真2 外国人介護人材の受け入れ

す。2020年には県内の廃校となった小学校を再活用し、日本語学校と介護福祉士養成校を開校しました。現在、学生や卒業生が県内の多くの医療機関、介護施設で活躍しており、本校の取り組みは厚生労働省にも評価されています。当院はこれら留学生にインターンシップや教育を行い、卒業後に介護福祉士として即戦力となる人材を育成しています。

働き方改革への取り組みとして、障がい者やシニア人材、病棟クラークの雇用を進め、間接業務のタスクシフトにより、専門職がより専門業務に注力できる体制づくりを進めています。また、多様な働き方への対応としてプラチナナースの活用や時短勤務、不規則勤務など柔軟な勤務体制を導入することにより、子育て中の非常勤看護師が増加するなど人材確保において効果が出始めています。それぞれができることをできる時間に精一杯行い、それを一緒に働く仲間が互いに尊重し合い認め合うことができるチームに人が定着し、笑顔の多い働きやすい職場になっていくと考えます。

そして重症者や認知症患者の対応には、当然専門職としての知識・技術が必要です。認知症ケアの質の向上を目指し、認知症ケアチームや多職種からなる身体拘束廃止委員会・虐待防止委員会などで症例検討や勉強会を行っています。認知症を理解できると、対応の仕方が変わります。対応がよくなると、患者は穏やかになります。一人ひとりのことを理解できるようになり、ケアが変わります。たくさんの経験と良い振り返りができる場があると、職員は学ぶことを楽しみ、成長します。それが患者を支える力となり働きがいのある職場となります。当院では認知症看護認定看護師や特定行為研修を修了した看護師も少しずつ増えています。スペシャリストとしてもロールモデルとしても、当院のケアの質向上に貢献してくれることを期待しています。今後も続いていく大変な状況の中でも、各職種の専門性を高めること、この仲間となら頑張れる、頑張りたいと思えるチームをつくっていくことが、「患者のいのち・暮らし・尊厳をまもり支える」[4] ための最重要課題です。

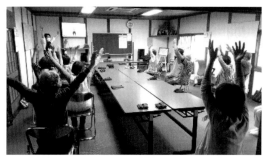
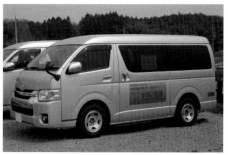

写真3 地域でのサロン活動　　　　**写真4** コミュニティバスの運行

住み慣れた地域で暮らすためのサポート

　近年、医療・介護事業者には本来の医療や介護サービスの提供のみならず、地域に対するさまざまな貢献が求められる時代となりつつあります。当グループの主な取り組みとして、住民主体の通いの場としてのサロン活動（**写真3**）、ICTや緊急通報装置を活用した認知症徘徊者や独居・老々世帯に対する見守りプロジェクト、買い物や病院受診などに無料で利用可能なコミュニティバスの運行（**写真4**）などを行っており、地域住民にたいへん喜んでいただいています。これらの事業は収益にはつながらず費用は当グループの負担ですが、理事長の「地域が廃れればわれわれの事業もなりたたない」との考えから、地域住民が元気に前向きに暮らしていけるように継続してサポートしています。

　今後も職員皆で力を合わせ、継続してこの5つのミッションに取り組んでいくことが、当院のビジョンにある「地域包括ケアシステムの構築に寄与する」ことにつながると確信しています。

● 引用・参考文献
　1）奈良県地域医療連携課.「面倒見のいい病院」の取り組み.
　　　https://www.pref.nara.jp/60127.htm（2024.3.21 閲覧）
　2）一般社団法人日本老年医学会ほか. 日本老年医学会「ACP推進に関する提言」. 2019.
　　　https://www.jpn-geriat-soc.or.jp/press_seminar/pdf/ACP_proposal.pdf
　　　（2024.3.21 閲覧）
　3）厚生労働省. 第8期介護保険事業計画に基づく介護職員の必要数について. 介護人材確保に向けた取組.
　　　https://www.mhlw.go.jp/stf/newpage_02977.html（2024.5.21 閲覧）
　4）公益社団法人日本看護協会. 2025年に向けた看護の挑戦 看護の将来ビジョン：いのち・暮らし・尊厳を まもり支える看護. 2015.
　　　https://www.nurse.or.jp/home/about/vision/pdf/vision-4C.pdf（2024.3.21 閲覧）

6 慢性期病院の取り組み

地域とつながる外来看護の実践で新たな価値を創造する

洛和会音羽リハビリテーション病院 看護部長
戸倉 さゆり

洛和会音羽リハビリテーション病院は、急性期から生活（維持）期へと「つなぐ」切れ目のない地域連携の拠点としての役割を担い、看護部では「人のチカラを引き出す看護を。」を基本方針に「地域とつながる外来看護」実践に取り組んでいます。本稿ではその実践事例と成果について紹介します。

はじめに

1. 洛和会音羽リハビリテーション病院の概要

　洛和会音羽リハビリテーション病院（以下、当院）は、京都市東部に位置する病床数186床（地域包括ケア病棟45床、一般障がい者病棟37床、回復期リハビリテーション病棟104床）の機能強化型在宅療養支援病院（2015年開設）で、急性期から回復期・慢性期、生活（維持）期へと「つなぐ」切れ目のない地域連携の拠点として、その役割を担っています。病院ビジョンに「地域でもっとも信頼される病院として、地域包括ケアを支えます」を掲げ、行政機関や業界団体、供給業者、地域の医療機関や介護サービス事業所（者）などと幅広く連携し、患者や利用者が安心して住み慣れた地域で暮らし続けること（地域居住の実現）を目指し、包括的かつ継続的な「つなぐ」医療（入院・外来・在宅医療サービス）を展開しています。

　看護部では、「人のチカラを引き出す看護を。」を基本方針に、2023年度の外来運営目標として「患者の生命（いのち）と尊厳を守り、地域につなぐ優れ

た看護の提供」「看護専門職としての資質の向上、臨床看護実践能力、臨床研究・教育力、看護管理能力を育成する運営体制の構築」を掲げ、それらの実現を通して、社会課題の解決を目指しています。

　当院の外来には1日約300人の患者が来院します。看護師は6人（師長1人、主任1人）、看護補助者2人が所属しており、全体の半数以上が短時間雇用や育児休業制度を利用している職員です。診療科は5科（脳神経内科、リハビリテーション科、循環器科、漢方内科、整形外科）で、「かかりつけ医機能」と「重点的な外来機能」を有しており、それぞれの診療科に看護師が配置されています。また、入退院の相談や支援、院内の病床管理などを行う「地域包括ケア推進室」も設置され、師長1人が配置されています。さらに、当院には在宅医療支援センター（訪問診療）が設置されており、施設や居宅への訪問診療や往診同行の一部も外来看護師が対応しています。

2．地域包括ケア推進における看護職への期待

　日本看護協会は、令和3年度厚生労働省看護職員確保対策特別事業『地域包括ケア推進のための外来における看護職の役割把握調査事業報告書』[1] の中で、「人口減少に伴い外来患者数の減少が進む一方で、在院日数の短縮化と医療技術の発展もあり、入院医療と在宅医療の間に位置する外来が担う機能は多様化・高度化している」、さらに、「住まい・医療・介護・予防・生活支援が一体的に提供される地域包括ケアの推進において、複数の慢性疾患を抱える高齢者の在宅療養を支える仕組みの構築や重症化予防が求められている」と示し、看護職が地域で暮らす人々の健康増進や重症化予防に向けて、その役割を遂行することへの期待がますます高まっていると説明しています。さらに、2024年度診療報酬改定においても、「外来医療の機能分化・強化」や「生活に配慮した医療の推進など地域包括ケアシステムの深化・推進」「効果的・効率的な疾病管理および重症化予防」「かかりつけ医の機能の評価」「費用対効果評価制度の活用」は、非常に重要なテーマになっています。

　本稿では、当院における「地域とつながる外来看護」の実際とその成果について報告します。

実践事例

1. 多職種による「奏でるチーム」と専門性の高い看護師の配置

　当院では、2019年に高齢者、軽度認知障害（MCI；Mild Cognitive Impairment）、認知症の方、その家族、すべての人々へ寄り添い、多職種がさまざまなアイデアを奏で、連携、協調し、適切な医療介護サービスが提供できる橋渡しの役割を果たす HARMONY（ハーモニーケア）の実践チームとして「奏でるチーム」、"The team of Otowa Rehabilitation hospital HARMONY for dementia（Cognitive Dysfunction）" が発足し、その中心的役割を「認知症看護特定認定看護師（以下、DCN)」が担っています。「奏でるチーム」の概要は以下に示す通りです。

奏でるチーム：医師（認知症専門医）、DCN、看護師（認知症ケア加算2対象研修修了者）、医療相談員、薬剤師、管理栄養士、理学療法士、作業療法士、言語聴覚士で構成

H：healing（癒しと癒しの場の創造）

A：autonomy（できる力に目を向けて）

R：respect（敬意と尊厳）

M：mediation（橋渡し）

O：overall（すべての人ですべての人に）

N：narrative（物語に寄り添って）

Y：yourselves（主役はあなた、その人らしさ、個別性のあるケアの展開を）

　看護部では「奏でるチームケアを地域へつなぐ」、すなわち専門性の高い看護師の "組織を越えた地域における活動" を広げていくこと（地域で横断的な役割を果たすこと）が、今後の地域包括ケアの推進に必要であると考え、2023年4月にDCNを外来師長として外来部門に配置しました。これにより、DCN の活動は外来を中心に拡大し、「認知症看護専門外来」「認知症電話相談窓口」など、暮らしの場である地域と病院の接点である外来機能を強化し、看護の継続性を保つための仕組みとしてその効果を高めることができました。

　また、当院は認知症初期集中支援事業受託事業者として、「認知症初期集

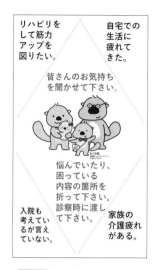

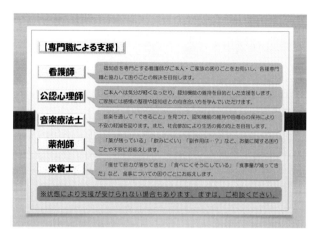

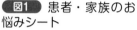 患者・家族のお悩みシート

図2 外来奏でるチーム（リーフレット）

支援チーム」が地域で暮らす認知症の方やその疑いのある方の自宅を訪問し、身体や生活に関する困りごとに対応し、その必要性に応じて医療機関への紹介や介護サービスの利用支援・情報提供、在宅生活を続けるための支援などを行っています。これらの活動と「奏でるチーム」との連携において、DCNが果たす役割はきわめて大きく、これはまさに専門性の高い看護師の"組織を越えた地域における活動"そのものであり、地域全体の看護の質向上に寄与することの「社会的実装（具現化）」であると考えます。

　2023年度からは、新たに外来師長（DCN）の発案で、「患者・家族のお悩みシート」（図1）の配布を開始しました。これは看護管理者、あるいはDCNとして、外来診療の場が「患者の生活に変化をもたらす場であること」や、外来患者の高齢化に伴い「外来患者には医療と介護の複合するニーズがあること」を"医療"と"生活"の双方の視点で読み取り、患者やその家族の「言葉にならない、あるいは言葉にできないニーズを汲み取りたい」との思いからの提案でした。外来の待ち時間を患者のニーズをとらえる機会として有効活用することで、実際に行政機関や地域の医療機関、介護サービス事業所（者）、当院の各診療科や専門外来への受診、レスパイト入院の相談につながり、さまざまな人や場を「つなぐ」役割を果たしています。「外来奏でるチーム（リーフ

レット）」は**図2**に示す通りです。

2. 外来看護提供体制の再構築

　看護部では、2020年から師長会や主任会、外来看護職員を中心に「切れ目のない看護の提供に向けた外来－病棟応援体制構築」への取り組みを開始しました。まず、「外来における看護とは何か」「私たちの役割は何か」を外来ミーティング（1カ月に1～2回）で検討し、外来看護職の活動や役割について外来業務マニュアル（標準化）を作成し、それぞれの機能や役割を理解したうえで、病棟看護師と外来看護師が双方向に行き来ができる「外来－病棟応援体制」を整備しました。しかし、外来看護の実践においては、これまでの外来診療のあり方や外来担当医の考え、看護職に求める役割への期待に相違があり、診療の補助業務がそのほとんどを占め、外来看護職は医師の診療の補助を「いかに短時間で効率的に行うか」「翌日の診療が効率的に行われるために、いかに情報収集（予習）を行うか」が、日々の外来運営においてきわめて重要な看護業務となっていました。そのため、「外来－病棟応援体制」を整備したものの、外来看護師が病棟看護師とともに"看護を実践する"機会はほとんどなく、「住まい・医療・介護・予防・生活支援が一体的に提供される体制づくり」はきわめて難しい状況が続きました。

　そこで翌年あらためて、外来リーダー看護師の育成を通して「切れ目のない看護の提供に向けた外来－病棟連携往来型看護提供体制の再構築」を新たな部門目標として掲げ、現場改革に着手しました。外来運営戦略会議（副院長、経営管理部長、看護部長）や医局会で、当院の理念を実現するため「看護師と看護補助者ペアを各診療ブースに配置すること」「看護師や看護補助者をフロアに配置すること」「地域包括ケアにおける看護職の役割」などについて、多職種の理解や協力が得られるよう説明し、業務のタスク・シフト/シェアを進めました。たとえば、「医療AIの活用（AI問診）」「診療予約の変更は管理課職員へ依頼する」「術前の薬剤確認は薬剤師へ依頼する」「検査案内は看護補助者へ依頼する」などです。

　また、回復期リハビリテーション病棟の看護師を整形外科外来に配置、地域

包括ケア病棟や一般障がい者病棟の看護師を脳神経内科、循環器科、漢方内科外来に配置し、外来診療後には外来看護師が病棟看護師とともに病棟で看護を実践する体制を整えました。このことはコロナ禍で退院前・退院後訪問ができない病棟看護師が、患者の退院後の地域での暮らしを具体的にイメージし、「入院中にどのような支援が必要だったのか」を考え、さらに外来看護師は「患者が入院中にどのような治療や看護を受けているのか」「患者の理解や反応はどうか」を知り、「外来で何を確認し、支援する必要があるのか」を考えるきわめて重要な機会となり、外来看護師と病棟看護師の双方向のコミュニケーションが活性化しました。

2023年4月には、病棟看護師と外来看護師が双方向に行き来できる「外来－病棟連携往来型看護提供体制」を整備することができました。現在は、「必要なときに必要な支援ができる外来になる！」を目標に、患者の生活と医療・介護をつなぐ外来看護を提供できるよう、地域包括ケア推進のための現場改革を継続しています。

3. 入院・外来・在宅医療のプラットフォームを構築

当院には在宅医療支援センターが設置されており、在宅医療サービスとして訪問診療を提供しています。外来看護師は訪問診療（居宅・外来）に同行し、『人生の最終段階における医療・ケアの決定プロセスに関するガイドライン』[2]に基づく、最期まで自分らしく生きることを考える医療（治す医療から支える医療）への転換や地域居住の実現、医療の効率化などを目指し、医療の提供される場（施設・居宅）で訪問診療医と連携・協働し、看護の役割を果たしています。さらに、外来フロアには前述の通り地域包括ケア推進室を設置し、師長1人を配置しています。

地域包括ケアの推進には、「入院から外来、在宅・施設などまでの一連の適切な管理」と「暮らしを支える多職種チームとの協働」などが欠かせない要素です。そして、看護管理者にはこれら資源を適切に分配し、患者とその家族が地域で安心して暮らすことができるよう基盤（プラットフォーム）を整える役割が求められています。そのため、2021年から一般障がい者病棟内に訪問診

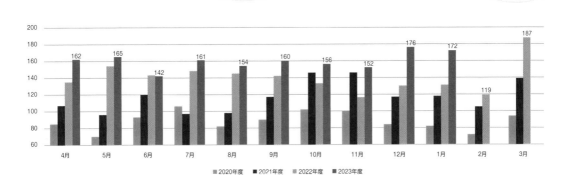

図3　整形外来紹介件数

療チームを発足し、その後 2023 年には外来－病棟連携往来型看護提供体制を基盤に、地域包括ケア病棟内に訪問診療チームを新たに設置しました。これにより、地域包括ケア推進室の師長は急性期病院や院内の空床状況を把握したうえで、逐次、外来師長や地域包括ケア病棟師長と情報を共有しています。組織のミドルマネジャーとして、各部署の師長が部署間連携を強化したことによって、院内・院外のケア移行、つまり入院・外来・在宅の連携が大きく改善されました。

　また、介護施設の職員や訪問看護師、ケアマネジャーからの報告や相談などに関しては、主に訪問診療チームの看護師が医療介護専用 SNS メディカルケアステーション（MCS；Medical Care Station）「京あんしんネット」（京都府医師会、2016）を活用し、対応しています。そのような中で、外来看護師は必要に応じて、専門分化している医師と医師の間、医師と患者の間、多職種間、患者と家族の間、あるいは病院と施設の間、病院と在宅の間、施設と在宅の間など、"間（はざま）"を「つなぐ」役割を果たしています（京都リハビリテーション医療・介護フォーラム、2024）。そして、これらを「つなぐ」看護実践の「場」である当院の外来は、「住まい・医療・介護・予防・生活支援が一体的に提供される」入院・外来・在宅医療のプラットフォームとして機能しています。こうした取り組みの結果、整形外来紹介件数は年々増加傾向にあります（図 3）。

おわりに

　当院は2024年7月に包括的かつ継続的な「つなぐ」医療（入院・外来・在宅医療サービス）の実現を目指し、地域の医療機関や介護・福祉サービスなどと連携し、地域で暮らす人を「治し支える」役割・機能をさらに強化するため、通所リハビリテーション、訪問リハビリテーション、訪問看護、訪問介護、居宅介護支援事業所、在宅医療（訪問診療）、地域コミュニティ・フリースペース「らくまちテラス」を有する地域の包括的ケア・リハビリテーション支援・連携の拠点として、「総合ケアセンター（仮称）」を開設します。また、2023年度には感染管理特定認定看護師1人、摂食・嚥下障害看護特定認定看護師2人が誕生し、外来看護機能のさらなる拡充にも取り組みたいと考えています。

　地域とつながる外来は「医療・看護・介護の連携から協調、統合へ」と、新たなフェーズに入り、重層的かつ多面的な地域包括ケアの推進が求められています。今後は看護管理者として、限られた人的資源のもとで外来看護の機能をさらに充実させ、新たな価値を創造し、それら活動の成果が評価される体制の実現に向けて看護管理実践に取り組んでいきたいと思います。

● 引用・参考文献
1）公益社団法人日本看護協会. 令和3年度厚生労働省看護職員確保対策特別事業 地域包括ケア推進のための外来における看護職の役割把握調査事業報告書. 2022. https://www.nurse.or.jp/nursing/home/publication/pdf/report/2022/r3_role4resources.pdf（2024.3.15閲覧）
2）厚生労働省. 人生の最終段階における医療・ケアの決定プロセスに関するガイドライン. 2018. https://www.mhlw.go.jp/file/04-Houdouhappyou-10802000-Iseikyoku-Shidouka/0000197701.pdf（2024.4.22閲覧）
3）手島恵ほか. 看護管理学：自律し協働する専門職の看護マネジメントスキル. 改訂第2版. 東京, 南江堂, 2018, 294p.
4）リチャード・L・ダフト. 組織の経営学. 髙木晴夫訳. 東京, ダイヤモンド社, 2002, 384p.
5）太田喜久子ほか. フォーセット看護理論の分析と評価 新訂版. 東京, 医学書院, 2008, 400p.
6）福井トシ子ほか. 診療報酬・介護報酬のしくみと考え方：改定の意図を知り看護管理に活かす. 第4版. 東京, 日本看護協会出版会, 2018, 280p.

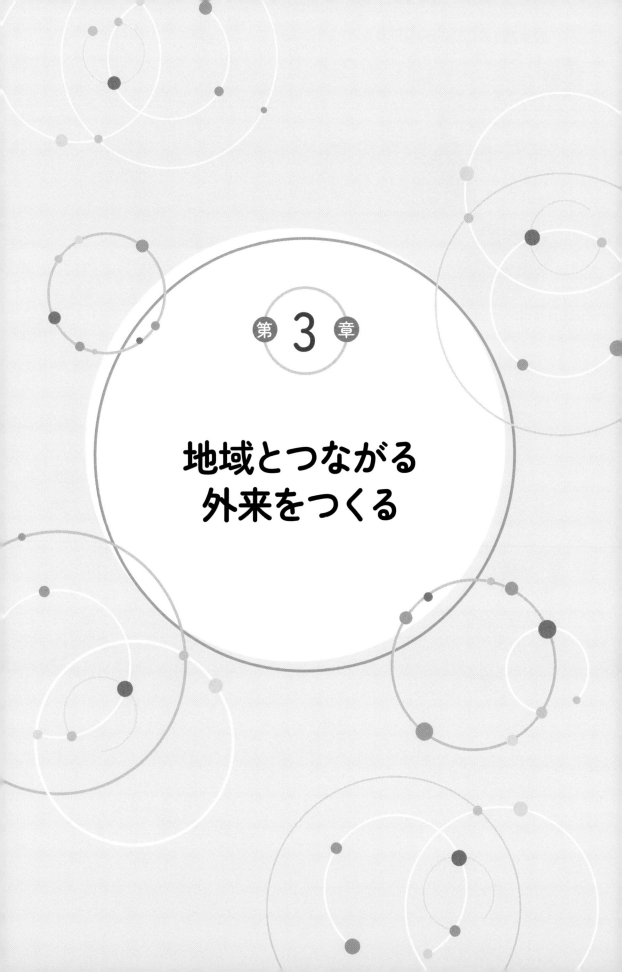

第3章

地域とつながる
外来をつくる

水平的連携を目指した
外来機能強化の取り組み

医療法人渓仁会 手稲渓仁会病院 副看護部長／外来統括マネジャー
東谷 朗子

手稲渓仁会病院は高度急性期医療を総合的に提供する病院として「地域医療支援病院」をはじめさまざまな役割を担っています。老年人口増加が見込まれる中、地域の医療機関や介護福祉施設との協働は必須です。当院も地域での医療・介護の「水平的連携」の推進を目指し、「治す医療」から「治し支える医療」へ転換期を迎えています。本稿では当院が地域の人々の医療と生活を支えるために行っている外来を軸にした取り組みを紹介します。

地域の中で「治し支える医療」の提供を目指して

医療法人渓仁会 手稲渓仁会病院（以下、当院）は、札幌市の西部（手稲区）に位置する病床数670床の高度急性期病院です。当院は、手稲区・西区、隣接する小樽市や石狩市を含めた診療圏において高度急性期医療を総合的に提供する病院として、「地域医療支援病院」をはじめさまざまな役割を担っています（表1）。

札幌市は2045年頃まで老年人口が増え続けると見込まれており、日常生活動作（ADL）や認知機能の低下、介護問題を含めた社会的な問題などの多岐にわたる課題に対して、地域の医療機関や介護福祉施設などと協働していかなければ、この時代の局面を乗り越えることは困難です。そのため、従来の「垂直連携」から患者に身近な地域での医療・介護の「水平的連携」の推進を目指し、急性期医療を担う当院も、「治す医療」から「治し支える医療」へと転換

表1　手稲渓仁会病院の概要

病床数	670 床
診療科数	35 診療科
1 日平均入院患者数	536 人（2022 年度）
1 日平均外来患者数	1,133 人（2022 年度）
平均在院日数	9.6 日（2022 年度）
病床利用率	79.9%（2022 年度）
施設基準	急性期一般入院料 1 急性期充実体制加算
各種指定	地域医療支援病院 地域がん診療連携拠点病院 / がんゲノム医療連携病院 災害拠点病院 臨床研修病院

期を迎えています。

　こうした時代のニーズを見越して、当院看護部では以前から地域で暮らし続けられることを目指したセルフマネジメント支援をビジョンにあげ、看護部全体で方向性をあわせてさまざまな取り組みをしてきました。本稿では、その取り組みの一部ですが、外来の看護体制や人材育成、地域へつなぐ実践例について紹介します。

「治し支える医療」のための外来看護体制

　当院では外来看護の役割を、「病とともに地域で暮らす患者やその家族の持てる力を高め、治療を受けながら生活が送れるように、医療チームや地域と連携・調整し看護サービスを提供すること」と定義づけています。そのため、当院の外来看護は一般外来だけでなく、救急外来や患者サポートセンター（PSC；Patient Support Center）などさまざまな場所で働く看護師も含みます（**図1**・次ページ）。

　外来看護提供体制は、在院日数の短縮や外来治療の高度・複雑化といった背景を踏まえ、当院の急性期医療の役割機能を最大限発揮できるよう3つの機能に分かれています（**図2**・次ページ）。

　「一元管理型」は、産科や小児科など対象の特性に合わせた専門性の高い看護が必要であるため、病棟師長が外来も同一の単位として管理しています。

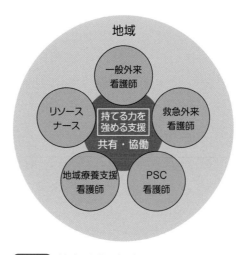

図1 外来看護の概念図

一元管理型	病棟－外来連携型	専門性の高い看護師配置型
目的：専門性の高い看護技術を提供する ・産科病棟　産科外来（不妊外来） ・小児科病棟　小児科外来	目的：治療やケアの継続性を図り効果的な看護を提供する ・消化器病センター　消化器内科外来 ・消化器病センター　消化器外科外来 ・整形外科病棟　整形外科外来 ・心臓血管センター　循環器内科外来 ・婦人科病棟　婦人科外来 ・手術室　麻酔科外来・PSC ・血液内科/腫瘍内科病棟　外来化学療法室 ・呼吸器病棟　呼吸器内科外来	目的：診療科と連携し意思決定支援など専門性を活かした看護を提供する ・がん看護CNS　乳腺外科外来 ・遺伝看護CNS　がんゲノム診療室 ・がん看護CNS　呼吸器内科外来 ・特定行為研修修了者　麻酔科外来 ・緩和ケアCN　緩和ケア外来 ・がん看護CNS　腫瘍内科外来
看護単位は、病棟・外来も同一の単位として病棟師長が管理する	看護単位は外来師長が管理し、病棟から毎日スタッフが1人ずつ各科外来で勤務する	看護単位は外来師長が管理し、外来診療の一部において専門性の高い看護師がその役割を発揮する

図2 外来の看護提供体制の3つの類型

　「病棟－外来連携型」は、看護単位としては外来師長が管理しますが、各診療科外来に該当病棟の看護師が毎日1人ずつ勤務することで、短い入院期間の前後に生じるケアのギャップを埋める一助となるよう工夫しています。「専門性の高い看護師配置型」は、院内の専門性の高い看護師（専門看護師・認定看護師・特定行為研修修了者など：以下、リソースナース）を、外来診療の一部分に配置することで、困難事例の意思決定支援など、診療科と連携し専門性を活かした看護を提供しています。

いつでも、誰でも地域療養支援ができる仕組みづくり

　地域を丸ごと支えるためには、外来が地域のハブ機能として重要な役割となり、支援が必要な患者に「気づく」ための標準化された仕組みが必要と考えます。当院には2012年に多職種で取り組む患者支援システムとして構築した「地域療養支援ナビシート」がありましたが、入院患者への使用が主であり、外来での継続支援患者には活用できないという課題がありました。そのため、外来で支援が必要な患者の同定、適切なタイミングでの支援の開始、外来での継続した支援や、地域へとつなぐシステムとして「外来在宅療養支援ナビシート」（図3）を作成しました。これは、当院の外来熟練看護師の思考をもとに構成したアセスメントシート（生活機能の変化・病状の変化・セルフケア能力の3つを査定する構成）により、外来患者の問題点を抽出し支援へと導くもので、2023年より運用を開始しています。この「外来在宅療養支援ナビシート」を活用することで、短時間正職員やパートなど多様な働き方の看護師が多い外来においても、個人の力量や経験に左右されることなく、支援が必要な患者を

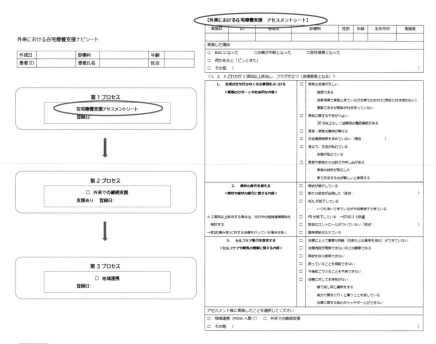

図3　外来在宅療養支援ナビシート

拾い上げ、適切なタイミングで支援できるようになってきています。

地域療養支援の要である外来看護師の育成

　2022年4月から施行された「外来機能報告制度」によると、当院は、医療資源を重点的に活用する外来を地域で基幹的に担う「紹介受診重点医療機関」の役割を持つ施設です。日常的に重症救急患者の受け入れや、高度な手術などの治療を行うため、外来看護師に求められる役割は、従来の診察室での診療の補助にとどまらず、療養支援の強化など拡がりをみせています。また、外来患者は療養者であると同時に生活者としての側面も大きく、とくに複数の慢性疾患を抱える高齢者が増える中で、治療と生活の支援を一体的に行うことができる看護職への期待は大きい[1]といわれています。そのため、地域療養支援の要ともいえる外来看護師の人材育成は、当院のみならず地域にとっても重要であるといえます。

　当院では、何年も前から看護部長による「生活と医療をつなげる外来看護が重要である」という強いメッセージとビジョンにより、看護部全体で外来看護に注力する戦略が展開されてきました。そのため、数年かけて外来に実践力の高い看護師を配置し、外来部署戦略においても社会の動向と時代のニーズから外来看護が重要であることをスタッフが理解できるよう動機づけしてきました。さらにTKH（手稲渓仁会病院）キャリアラダー取得に向けた積極的なサポートや、役割拡大機会の創出などモチベーションマネジメントすることで、現在では院内でもTKHキャリアラダーⅣ・Ⅴが最も多い部署へと変化しました。このTKHキャリアラダーをうまくリンクさせることにより、院内認定制度である「地域療養支援モデルスタッフ」や「がん看護モデルナース」（変化し続けるがん治療に対応し、がん患者・家族の意思決定やセルフマネジメントを支援できる実践能力の高い看護師）のプログラムを活用して、質の高い実践能力をもつロールモデルの育成に努めています。

　また、前述したように、リソースナースを外来部門に多く配置することで、ジェネラリストの困りごとに柔軟に対応できるような仕組みをつくり、協働す

ることで一般外来の看護師の経験学習にもつながっています。このリソースナースとの協働については次項で紹介します。

外来看護師とリソースナースの協働

外来における高度化した治療や処置、また複雑かつ多様な患者のニーズに対応し、質の高い看護を提供するために、院内のリソースナースとのスムーズな連携や協働が重要です。そのため、当院の外来では、一般外来の看護師がリソースナースと連携や協働するための流れを構造図にしてマニュアルに明記しています。その内容は次のようなものです。

(1) 各診療科と特定のリソースナース間で、事前に共有されている困難なケアや症例については、外来看護師が直接、対応や連携を依頼

例）ストーマ・ケア、瘻孔ケア、虐待や育児困難疑い、遺伝に関わる検査・薬剤についてなど

(2) 緊急性の有無を問わず、問題の本質がつかめない、突発的に問題を伴い生じる困難症例などについては、外来看護師は担当看護主任に相談し、当該リソースナースへの相談・対応を調整

例）地域につなぐまでの在宅療養支援のサポート、複数診療科や病棟のつなぎ役、患者・家族への専門性の高い情報提供、コントロールの難しい症状マネジメント、意思決定支援など

このように大きくは2つのルートで困難事例を拾い上げ、専門家につなぐ、あるいは協働してケアを提供しています。このような取り組みにより、外来看護師にとってはリソースナースとの関わりを通して看護実践のリフレクションの機会となり、ケアの後押しにつながっています。

当院の看護外来はストーマ外来や助産師外来がありますが、それ以外は看護外来を設けていません。外来医療の重症化や複雑化が進む中で、困難性の高い患者は外来という広いフィールドにおいては、あらゆる場に存在します。そうした問題に対して、当院ではリソースナースが高い専門性をもって診療科や多職種とタイムリーに連携し対応できる体制を目指しており、この「外来看護師

とリソースナースとの協働」をその大きな柱としています。

急性期病院の外来から地域へ

　急性期病院として、地域全体を支える外来の役割とは何かを考えたとき、医療機能役割の中で、当院ができること、やるべきことを追求していく必要があると考えています。その取り組みを紹介します。

1. 周産期リエゾン支援体制

　当院は、地域周産期母子医療センターの役割を担っています。そのため地域と協働した周産期メンタルヘルス支援が重要です。当院の外来では、産前は妊娠 16 週・26 週、産後 1 カ月に助産師がメンタルヘルススクリーニングを実施し、高値の場合はリエゾンナースが定期的な面談を実施し、精神状態の査定をします。妊娠期から専門家が精神状態の変化を予測しながら介入し、周産期チームと協働するとともに、地域保健師とも情報共有しながら定期的なフォローを継続します。

　2018〜2021 年の 4 年間のうち当院でメンタルヘルス支援を実施した妊産褥婦 159 人のうち、当院で出産に至ったケースは 147 人（92%）で、産後も精神状態のフォローを地域保健師に依頼したケースは 90 人（57%）でした。児童虐待を防ぐため妊娠期から地域合同カンファレンスや要保護児童対策地域協議会を開催したケースも 10 人（6%）いました。こうした背景からもハイリスクケースを早い段階から地域カンファレンスなどで情報共有し、妊娠期から機を逃さず行政などの関連機関につないでいく必要があります。

2. 高齢者救急に対する取り組み

　高齢救急患者は、心筋梗塞や脳卒中に代表されるような緊急度・重症度の高い疾患も多いですが、医学的・疾患的に軽症・中等症の患者が非常に多いという特徴があるといわれています。当院も、1 〜 3 次救急に対応しているため、こうした高齢者救急の問題に直面しています。

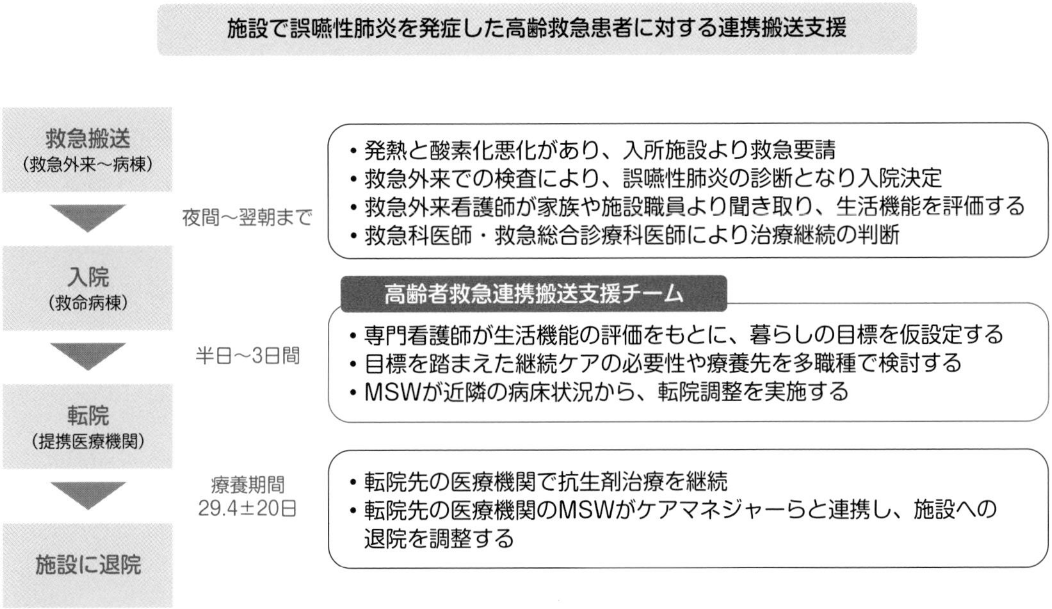

施設で誤嚥性肺炎を発症した高齢救急患者に対する連携搬送支援

救急搬送
（救急外来〜病棟）

　　　　夜間〜翌朝まで

- 発熱と酸素化悪化があり、入所施設より救急要請
- 救急外来での検査により、誤嚥性肺炎の診断となり入院決定
- 救急外来看護師が家族や施設職員より聞き取り、生活機能を評価する
- 救急科医師・救急総合診療科医師により治療継続の判断

入院
（救命病棟）

　　　　半日〜3日間

高齢者救急連携搬送支援チーム

- 専門看護師が生活機能の評価をもとに、暮らしの目標を仮設定する
- 目標を踏まえた継続ケアの必要性や療養先を多職種で検討する
- MSWが近隣の病床状況から、転院調整を実施する

転院
（提携医療機関）

　　　　療養期間
　　　　29.4±20日

- 転院先の医療機関で抗生剤治療を継続
- 転院先の医療機関のMSWがケアマネジャーらと連携し、施設への退院を調整する

施設に退院

図4　高齢者救急連携搬送支援の流れ

高齢者救急連携搬送支援チーム

　夜間に自宅もしくは施設から当院へ救急搬送となった高齢患者（主に誤嚥性肺炎や尿路感染症）が安心して地域で療養できるよう調整するチームが、2023年に救急総合診療科として発足しました。夜間・休日に救命救急センターに搬送された高齢患者のうち原疾患の治療のめどが立った患者は、翌朝に支援チームが起動し、カンファレンスで方向性を検討します。救急総合診療科で医師が治療を継続すると同時に、支援チームの専門看護師は患者状態から継続ケアの必要性を検討し、MSWは地域の医療機関へ転院調整を行います（**図4**）。早ければその日の午前中には転院先へ搬送します。2023年4月〜2024年1月までの10カ月間で、救急総合診療科が対応した患者は124人で、疾患別では誤嚥性肺炎（19%）とCOVID-19（19%）が最も多く、次いで尿路感染症（15%）でした。当院以外へ転院したケースは115人（93%）であり、入院から転院までの所要日数は平均3.4日となっています。他院へ転院した患者の転帰を調査したところ、6割が元の自宅あるいは施設へ退院していました。

整形外科外来での事例

　当院の救急外来を受診した90歳代女性の上腕骨骨折のケースでは、手術適応ではなく保存的治療の方針となったため、当院での入院対象にはなりません。このケースでは整形外科の看護師が、「外来在宅療養支援ナビシート」（前述）で社会的背景や症状の変化などにより、自宅で生活することが困難であると判断し、近隣病院の病床状況を把握しているPSCのMSWとペアになって対応していきました。本ケースでは入院が必要という判断になりました。このとき有用となるのは、「札幌市手稲区内のベッドは共有」という考え方で近年立ち上げた「T＠Bed」というシステムで、近隣の医療機関の空床状況の共有が行われています。

おわりに

　地域の中で急性期医療を提供するには、その医療機能に応じた専門性の高い医療サービスの提供が求められます。地域で暮らす人の医療と生活を支えるという視点において、医療依存度が高い患者や複数の慢性疾患を抱えた高齢患者などに対し、複雑で高度化する外来機能をいかに強化していくかが課題です。そのためには、地域のかかりつけ医、地域包括ケアを支える病院・診療所、介護・福祉事業所などとの連携のあり方について、ともに新たなかたちをつくっていくことが必要だと考えます。

● 引用・参考文献
　1）岩澤由子．重症化予防を目指した外来看護の標準化とアウトカムの集積に向けて：看護管理者への期待．看護管理．33（7），2023，570-7．
　2）内田智美．地域で暮らすその人を地域で支える外来看護師の取り組み：手稲渓仁会病院の取り組み．看護管理．33（7），2023，578-85．

2 外来から地域へ

救急センターからスタートする支援
退院調整看護師による効果的介入

茨城県立中央病院・茨城県地域がんセンター 看護局長

秋山 順子

救急センターの療養支援は、救急受診者の病状や生活に不安定さが残る場合、迅速かつ的確に介入でき、再受診を減少させる効果が期待できます。茨城県立中央病院では 2019 年から救急センターに退院調整看護師を配置し、療養支援の介入を本格的に開始しました。本稿では退院調整看護師の介入が効果的だと考えられた事例とともに、当院の療養支援の取り組みを紹介します。

当院の概要

　茨城県立中央病院（以下、当院）は茨城県のほぼ中央に位置する基幹病院として、茨城県地域がんセンター、救急センターを併設し公的医療機関でなければ対応が困難な高度・特殊医療の提供を担うとともに地域の一般医療を補完する役割を果たしています（**表1**・次ページ）。また、市内の病院の周辺には、地域の連携先として地域包括支援センター、市立病院、訪問看護ステーション、居宅介護支援事業所があります。当院は患者の退院調整や療養支援を行う部門として医療相談室があり、看護師と MSW が介入や支援を行っています。

救急センターから支援を考える

　入院してから退院調整や療養支援をするのでは遅いと感じています。できれば外来通院中から、患者の療養支援ができることが求められています。療養支

表1	茨城県立中央病院の概要

概要
- ・県立4病院中唯一の総合病院で急性期医療を担う
- ・都道府県がん診療連携拠点病院
- ・届出病床500床（一般475床、結核25床）
  （ICU6床、CCU6床、HCU20床、PCU23床、一般420床）

2022年度データ
- ・平均在院日数：13.2日、コロナ以外病床稼働率87.4%
- ・一般病棟医療・看護必要度33.9%
- ・在宅復帰率97%

2024年4月現在
- ・専門看護師6人、認定看護師36人、認定看護管理者6人
- ・特定行為研修修了者38人
- ・看護師の平均年齢42歳、離職率3.0%（昨年度）

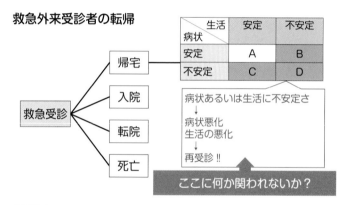

図1　救急外来から療養支援を考える

援は、適切なタイミングで介入していくための見通しが必要であり、それを早い段階で行うことが重要です。とくに高齢者や認知症患者は入院環境が非日常であるため、通院中からセルフケア能力を向上させ、地域支援を活用して暮らし続ける必要があります。

　退院支援はほとんどが入院してからの調整になりますが、外来で医療者が気づく段階で、できるだけ早く関わることにより入院を回避できることがあります。そこで、救急センターの受診者の転帰を見ると、救急受診後は帰宅、入院、転院、死亡に分類されます（**図1**）。帰宅した患者が自宅で療養していく中で、「病状」と「生活」の安定・不安定を確認します。たとえば、病状・生活ともに安定していれば問題ありません。しかし、病状あるいは生活に不安定

さがあると、病状が悪化、さらに生活も悪化し、再び救急受診に至ることがあります。そこで、救急受診時に病状や生活に不安定さが残る場合に何かしら介入できないかを検討し、救急センターに退院調整看護師を配置して介入を開始しました。

本システム運用の経過と体制

当院では、2016 年に救急外来非入院帰宅患者の繰り返し入院を問題視し、個別の事例に気づいた看護師が医療相談支援室の退院調整看護師に相談していました。介入を依頼する看護師個々の判断のばらつきを改善するため、病棟で入院時に使用している退院支援スクリーニングシートを活用しました。その後、退院調整看護師への相談事例が増加したため、2019 年からは救急センターに退院調整看護師を配置し、療養支援の介入を本格的に開始しました（図 2・次ページ）[1]。

救急センターからの相談依頼件数の内訳と内容

表 2（次ページ）は 2021～2022 年度の救急患者受け入れ数と相談依頼総件数です。2022 年度の救急患者数は新型コロナウイルス感染症の影響で減少しています。依頼内容を見ると 65 歳以上の高齢者が多く、独居や高齢者世帯などへの介入件数が多いことがわかります。

導入当初は、入院時に使用する退院支援スクリーニングシートを活用していました。しかし、救急センターでは限られた時間の中で多くの対応を求められるため、現在は介入依頼の項目を限定しています。内容は、今までのスクリーニングの経験から「介護力・経済力・理解力の不足」や「看護師が感じた心配事」などを確認しています。たとえば、生活保護受給者、独居、息子と 2 人暮らし、高齢者世帯、施設入所中かなどをチェックして退院調整看護師に介入依頼をしています。また、それ以外にも患者の"気になるポイント"として、「予定外受診が多い」「点滴や処置で頻回受診する高齢者」「理解力が心配」「身な

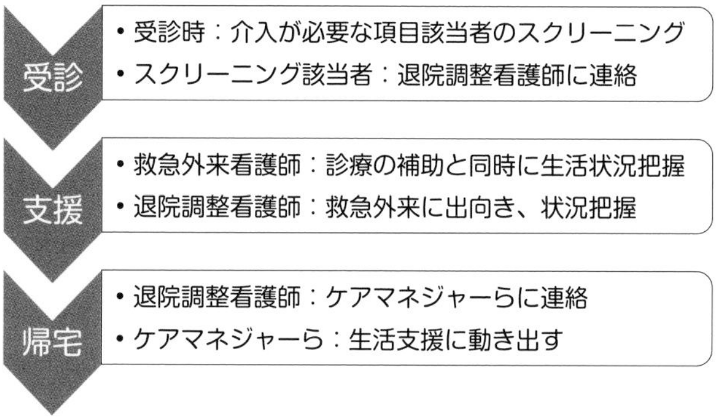

受診	・受診時：介入が必要な項目該当者のスクリーニング ・スクリーニング該当者：退院調整看護師に連絡
支援	・救急外来看護師：診療の補助と同時に生活状況把握 ・退院調整看護師：救急外来に出向き、状況把握
帰宅	・退院調整看護師：ケアマネジャーらに連絡 ・ケアマネジャーら：生活支援に動き出す

文献1を参考に作成

図2 救急外来非入院帰宅患者の療養支援体制

表2 救急センターから医療相談支援室への相談依頼件数の内訳

	2021 年度	2022 年度
救急患者全受け入れ数	12,158	11,889
依頼総件数	**166**	**94**
65 歳以上	145	80
生活保護受給者	11	7
ケアマネジャーあり	69	33
施設入所中	17	6
独居	44	23
高齢者世帯	38	24
息子と2人暮らし	7	8
他施設との情報共有	114	39

	2021 年度	2022 年度
帰宅	93	38
転院	26	29
施設	2	1
入院	45	26

り（季節に合わない服装、汚れた衣類、異臭など）」も重要なポイントとして確認しています。

非入院帰宅患者に対する看護師による支援の実際

　非入院帰宅患者に対して退院調整看護師の介入が効果的だと考えられた2つの事例を紹介します。これらの事例では、迅速な介入により患者の日常生活や安全な療養環境の整備につながりました。

事例1　救急搬送を繰り返す A 氏への支援

A 氏は 70 歳代独居の生活保護受給者で、介護保険期限切れの状態でした。かかりつけ医に通院中、眼の前の暗黒感とふらつきが出現し、交通手段がないため自ら救急要請し当院へ搬送されました。救急センターから退院調整看護師へ連絡があり、介入が開始されました。A 氏は日常生活の援助を希望しており、独居での生活は限界でした。そこで、地域包括支援センターと相談し、介護保険期限切れの代行申請依頼をしました。また、生活保護担当者とも情報共有し、コロナ禍のため訪問ができていないことがわかりました。その後、生活保護担当者とサービスの調整を行い、施設入所を視野に計画しました。その後の救急搬送は 3 カ月後に 1 回のみで経過し救急搬送が繰り返されることはなく、A 氏にとって安心した日常生活を整えることができたと考えます。

事例2　介護放棄された B 氏への支援

B 氏は 80 歳代で次男と 2 人暮らしでしたが、次男は仕事で介護放棄の状態でした。訪問したケアマネジャーからぐったりしていると救急要請があり、当院へ搬送されました。救急センターから退院調整看護師へ連絡があり、介入を開始しました。ケアマネジャーから話を聞くと、主に介護していた次男の嫁が家を出てしまい、次男の介護放棄（ネグレクト）疑いが判明しました。そこで、ケアマネジャーと情報共有し、地域包括支援センターへ連絡し、市のコア会議で放任・放置ネグレクト虐待認定を受け、その後は市が介入し特別養護老人ホームに入所することができました。次男の介護力の問題から、市とともに介入した結果、B 氏にとって安全で安心した療養環境を整えることができたと考えます。

それぞれの看護師長の思いとさらなる工夫

1. 救急センター看護師長

救急センターでは、社会的問題や地域と情報共有が必要な患者に対して、退院調整看護師に連絡し介入依頼をしています。電話による情報提供が多いです

が、夜間や休日の連絡漏れがないように、電子カルテの救急一覧に★印のマークを入れています。これにより退院調整看護師は、救急一覧からマークのある患者情報が確認できるようになりました。また、通常の外来予約がある場合は、電子カルテの継続看護にチェックして、外来看護師が確認できるように統一しています。

　なかでも、緊急的な治療の必要がなく自宅療養が可能なとき、家族背景や介護者の問題などで帰宅困難なケースはとくに注意して情報収集しています。そのため、救急センター看護師は、患者の家族背景やキーパーソンの有無に関する情報収集の重要性を認識しています。市内の消防隊との連携も強化しており、救急車要請の際には家族の有無や帰宅する際の交通手段なども含めて社会的背景も情報共有しています。市内の救急隊とは、当院が救急救命士の実習の受け入れ機関でもあり、またドクターカー運営委員会や救急患者の振り返り会などを通して、常に顔の見える関係性ができていることも大きな強みです。

（小沼華子）

2. 医療相談支援室長

　救急外来では介入が必要な患者に対して救急外来看護師や医師からの依頼を受け迅速に対応しています。休日や夜間に来院する患者には、平日に収集した看護師や看護師長からの情報をもとに対応します。対応する患者はその日に早急に行政につなぐ必要性がある場合や、生活環境を整えることが必要な患者、独居、高齢者世帯、主介護者がいない患者、精神面の支援や受診が必要な患者など、多岐にわたります。

　高齢者の要介護状態にもかかわらず介護サービス未申請のケースも多く、介護保険の説明から始めることがあります。地域包括支援センターへの連絡や介入依頼を行い、すでに介入が難しい場合でも救急外来を通じて介入が進むこともあります。当院は、日ごろから地域と顔が見える関係づくりが続いており、発達障害の未受診患者や野外で転倒した独居患者など、情報提供や介入依頼の場となっています。

　未治療の精神疾患患者の受診や転院先の探索も課題であり、地域病院との連

携の重要性を実感しています。そのため、地域のケース会議や交流会など連携強化が不可欠であると感じています。　　　　　　　　　　　　　（岡野朋子）

地域につなげる人材育成と今後への期待

1.　地域とつながる看護のための人材育成

　当院は、2015年度から他施設との人事交流を積極的に行っています。当院の看護師は慢性期看護について触れる機会が乏しく、退院調整・生活指導の質を上げることに不安がありました。そこで、地域の他施設の看護管理者や事務担当者と協議して人事交流する仕組みを構築しました。人事交流では、市立病院や回復期病院、訪問看護ステーションなどで1～2年間の出向経験を積んでいます。その結果、退院支援や外来での療養支援を地域の関係者と自然な形でつなげることができるようになりました。これは、病院看護師が在宅看護経験を病院で活かすための取り組みの成果だと考えます。

2.　今後への期待

　救急センターの療養支援の取り組みは、救急受診者の病状や生活に不安定さが残る場合、迅速かつ的確に介入でき、再受診を減少させる効果が生まれています。しかし、この取り組みは適切な人員確保や業務負担軽減の視点から導入には課題があります。今後は高齢者が単独で生活する世帯がますます増加し、救急診療の受診も増加が予測されます。そのため、救急センターの取り組みを強化し、適切な人材確保や業務負担の軽減を実現することが期待されます。また、地域との連携を一層強化し、地域全体で包括的な支援が行えるような取り組みも必要です。救急受診者の全体像を把握して情報を途切らせずにつなぐ看護が重要だと考えます。

● 引用・参考文献
1）角田直枝. 救急外来における非入院帰宅患者への療養支援体制の構築：「外来療養支援看護師」の配置による成果. 看護管理. 31 (7), 2021, 565-9.
2）橋本泉ほか. 【実践者インタビュー①】茨城県立中央病院の救急外来における非入院帰宅患者への療養支援体制：救急外来からの依頼を受け,地域包括ケアシステムにつなぐ「外来療養支援看護師」の立場から. 看護管理. 31 (7), 2021, 570-3.

3 地域から病院に望むこと

訪問看護師の視点からみる
双方向の情報提供活動の重要性

株式会社町コム 代表取締役／
訪問看護・リハビリテーションセンターななかまど中央 管理者
小六 真千子

今後、病気や障害をもちながら地域で生活する方の増加が予測されます。地域
共生社会の実現において、総合病院の地域連携室や外来の役割は重要となり、
訪問看護事業所との連携が増えていくと思われます。本稿では訪問看護事業所
が総合病院の地域連携室や外来とやり取りする情報に焦点を当て、事例を通し
て現状を振り返り、今後の連携のあり方を考えます。

事業所の特徴と役割への期待

　地域共生社会の実現は、一人ひとりが多様で複雑な問題に直面しながらも、
生きていこうとする力を高め、自律的な生を支える伴走型支援が必要だといわ
れています[1]。訪問看護・リハビリテーションセンターななかまど中央（以
下、当事業所）は、2021 年 6 月に「生まれる」から「人生の最終段階」まで
町に暮らす全世代の人々の健康を支え、暮らしを守ることを目的として札幌市
中央区に訪問看護事業所を開設しました。当事業所の特徴として、「生きる」
を支えるために、看護師や理学療法士が協働で高齢者や障害者の生活行動の自
立への援助や慢性疾患の管理、看取りのケアなどの在宅で生活していくために
必要なあらゆる分野の訪問看護に柔軟に対応しています。目指すところは「町
のかかりつけ看護師」です。
　現在、登録利用者は 90 名程度、毎月 550 件程度の訪問を行っています。訪
問に回る職員構成は、常勤・非常勤あわせて看護師が 8 名、助産師が 4 名、理

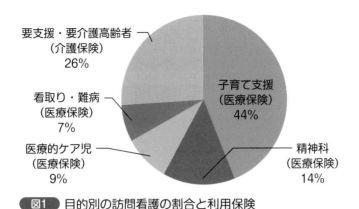

図1 目的別の訪問看護の割合と利用保険

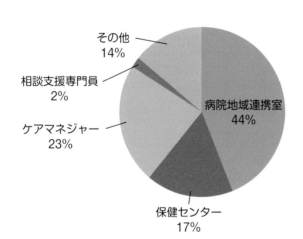

図2 訪問看護の主な紹介先

学療法士が2名です。

　このような背景から、利用者の利用目的別の訪問看護の割合は、「病気や障害のある母（家族）の産前・産後ケアを含む子育て支援の訪問看護」「精神科の訪問看護」「医療的ケア児の訪問看護」「看取りや難病の訪問看護」などの医療保険を利用した訪問看護が全体の74%を占め、要支援・要介護高齢者が対象の介護保険を利用した訪問看護は全体の26%という割合になっています（図1）。よって、利用者は、総合病院の地域連携室からの紹介が多いです（図2）。

　国の指針により在宅医療の体制整備が今後も進み、病気や障害をもちながらも入退院を繰り返し地域で生活する方はさらに増加すると予測されます。そのため、総合病院の地域連携室や外来の役割はより重要となり、訪問看護事業所

との連携は増えていくことと思います。この状況に対応するためには、総合病院から在宅への在宅療養移行支援として、総合病院の看護師と訪問看護師が看護の視点で関わり、看護がつながるようにマネジメントすること[2] が求められています。今回は、私たち訪問看護事業所が総合病院の地域連携室や外来とやり取りする情報に焦点を当て、現状について事例を通して振り返り、今後の連携のあり方を考える機会とします。

訪問看護事業所が把握できる情報について

　医療保険・介護保険のどちらを使う場合でも、訪問看護は医師の指示により実施します。そのため、医師からの訪問看護指示書が必要となります。指示書には、通常用いられる訪問看護指示書（別紙様式16）（**図3**）と精神科訪問看護の際に用いられる精神科訪問看護指示書（別紙様式17）の2種類の様式があります。この指示の内容が、訪問看護事業所で得られる医療情報です。

　一般的な訪問看護指示書である別紙様式16には、患者の基本情報として「主たる傷病名」「病状・治療状態」「投与中の薬剤の用量・用法」「日常生活自立度」「要介護認定の状況」「褥瘡の深さ」「装着・使用医療機器等」「留意事項

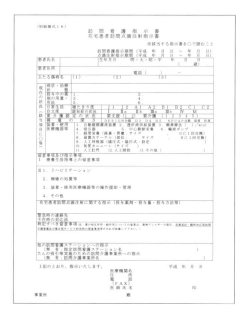

図3 訪問看護指示書（別紙様式16）

および指示事項」「在宅患者訪問点滴注射に関する指示」「緊急時の連絡先」「不在時の対応方法」「特記すべき留意事項」が記載されることとなっています。その内容は非常に簡単に書かれており、その情報のみで患者の全体像を把握することは難しい状況ですが、退院時に病棟看護師の退院時サマリーがある場合は、おおよその利用者情報を把握することができます。しかし、総合病院内であれば看護師がアセスメントの一部として利用できる検査データや画像診療データに関しては、病院外で活動する訪問看護師は見ることができないのが現状です。訪問看護師から希望すると血液検査データは一緒にもらうことが可能な場合もありますが、ほとんどの場合は情報として得られません。支援が難しいケースでは、入院中に退院前カンファレンスが行われることもありますが、通常は退院後の訪問看護指示書と退院時サマリーの情報のみで訪問看護が開始されます。

　また、訪問看護の利用者の多くは、地域の在宅診療医ではなく、入院していた総合病院の外来を利用し、体調によって入退院を継続しながら在宅での生活を送ることとなります。そして、その外来受診の様子や入退院時の状況、その後の治療経過や病状についての情報は利用者自身から聞いて確かめることになります。つまり、訪問時に利用者や家族から外来での医師の説明の内容を聞き、さらに処方された薬は、薬局からのお薬手帳や薬剤情報を確認して確かめます。検査データに関しても、利用者控えを見せてもらいそこから全身状態を推測し、アセスメントして看護判断を行いながら訪問を継続するという状況です。

　総合病院のように多くの診療科のある病院の場合は、訪問看護利用者も数多くいるため、個々人の情報を提供する時間がない状況は理解できます。そのため、訪問看護を行ううえで情報確認の必要性が生じたときは、訪問看護師から病院に電話をします。その際に、まずは地域連携室に連絡しますが、即時に「退院後の情報は外来看護師から聞いてください」と外来に電話が回ります。そこで外来看護師に用件を話すと、「診察に看護師がついていないため、担当医に確認するので後日確認して連絡します」と言われます。私たち訪問看護師としては、退院後も見守りが必要であり連携の必要性があるケースを紹介され

たという理解のもとで訪問を行うのですが、病院内の病棟と外来の間において、訪問看護が必要なケースの情報共有がされていないように感じることが多々あります。これでは看護師同士の看護の視点での情報共有は難しい状況です。

ここからは実際に対応に苦慮したケースについて報告します。

病院との連携で対応に苦慮した事例

※事例に関する情報は、個人を特定できないように配慮しています。

事例：Aちゃん（2歳）

主病名：アトピー性皮膚炎

訪問看護指示：B病院皮膚科から6カ月ごとに継続指示。

家族背景：両親ともに知的障害がある。3人きょうだいの3番目。

訪問看護の依頼目的：両親の障害により、当該児の軟膏処置に対応できないため訪問看護が必要になった。

訪問期間：Aちゃん0歳〜現在に至る約2年間

1. 経過

👤初回訪問前の病院との調整

B病院の地域連携室看護師より依頼があり、退院時カンファレスでAちゃんと家族に関する情報共有後、母にも訪問看護の必要性について説明を実施しました。そして、入院中の皮膚科病棟に訪問し処置内容を確認、母とも面談し、母が処置に慣れるまでは毎日訪問して看護師と一緒に処置をすることとなりました。

👤初回訪問から特別指示期間

退院後2週間は特別指示書が出たため、毎日家族と一緒に軟膏処置を実施して家族でできることも少しずつ増やしていきました。母は看護師が来る前にAちゃんのシャワー浴を終わらせて訪問時に一緒に軟膏処置を行いました。父も

Ａちゃんが処置をしている間にほかのきょうだいの面倒を見るなど役割分担をしました。

特別指示期間終了後から現在までの経過

　両親はほかの子どもの世話もあり、自分たちでＡちゃんの軟膏処置を行うことは大変だという気持ちが強く、できるだけ自分たちで軟膏処置を行う機会を減らしたいという希望がありました。軟膏処置を継続することでＡちゃんの皮膚状態は維持できましたが、両親の障害特性もあり毎日処置を継続することは困難な状況でした。そのため、特別指示書の期間終了後は両親の育児負担を軽減するという目的で、訪問看護が利用できる週に３回の訪問を継続して行うことになりました。そして、訪問看護の日には一緒に処置をするのではなく看護師が処置を行い、それ以外の日は両親が頑張って行うというスタイルが定着しました。

　Ａちゃんの皮膚状態はかゆみの程度や暑さなどの気候により変化しましたが、状態の悪化による入院は防止できていました。しかし、２年間のうちに気管支喘息やウイルス感染症が原因でＢ病院小児科に１週間から１カ月の入院を４回していました。

2．病院看護師と訪問看護師の連携の状況

　退院後の外来受診は月２回の頻度で継続されました。皮膚科の外来受診時のＡちゃんの症状に応じて処方される軟膏処置の変更がありました。その処置の変更に関する連絡は外来から当事業所に連絡がないため、母から聞いた内容と院外処方の薬剤情報を頼りに軟膏処置を継続しました。しかし、軟膏や処置の変更の回数が増えたことで、母からの情報では処置内容が曖昧になりました。そこで、外来の繁忙期を避けた診察時間の終了した15時過ぎに外来看護師に処置内容の問い合わせの電話をしました。すると、皮膚科外来の担当看護師はすでに退勤しており、状況がわからないので翌日電話をかけ直してほしいとのことでした。翌日担当者に電話をつないでもらうと、外来診療時には看護師が診察につくことはできずわからないため、医師に確認をしてから連絡しますと

いうことでした。そして、その後も複数回、同様の対応を外来看護師としましたが、常に医師に確認後に外来看護師からの連絡を受けました。

その間も6カ月間の最大指示有効期限が書かれた訪問看護指示書は6カ月ごとにB病院皮膚科外来から送られてきましたが、途中、軟膏や処置の変更があっても追加の情報提供はありませんでした。また、AちゃんはB病院の小児科外来でアレルギー検査が実施されましたが、その結果は母から情報を得ました。B病院では外来診察に看護師が入らないのは通常のことということでした。訪問看護では、B病院の皮膚科外来からの連絡を待っている間に訪問することがたびたびあり、そのたびに処置内容で母とトラブルになりました。しかし、Aちゃんの皮膚状態の悪化がなかったため、当事業所でも病院との連携に対して難しさを感じながらも、母からの情報に頼りながら訪問を続けました。

そして2年間の4回の入退院に関しても、すべて両親からの電話連絡で情報を得ました。Aちゃんが皮膚科の依頼で訪問看護を受けていることは、B病院の地域連携室は把握していました。しかし、4回の入院が小児科であり、小児科からの訪問看護の指示ではないため、小児科病棟と地域連携室からは、入院中の状況について当事業所への報告はありませんでした。

しかし、4回目の入院は入院期間が長く、また軟膏処置の内容が変更されていました。その情報については、退院直前に母から当事業所に連絡が入ったため、病棟看護師に電話連絡をして入院中の情報や処置内容などの確認を行いました。その際に病棟看護師と電話をして初めて、B病院では訪問看護事業所から入院時に診療情報提供がない場合には、退院時に病棟看護師から情報提供はできないルールになっていることがわかりました。ところが、当事業所では、月ごとに自宅での様子などを記載した訪問看護報告書を送付していました。しかし、訪問看護を利用していることは知っていても、診療科が異なることで、小児科病棟内で活用はされないという事実が病棟看護師からの報告でわかりました。

この状況から、B病院ではAちゃんの電子カルテ内に訪問看護報告書は取り込まれていましたが、その情報が院内で利用されていないことも明らかになりました。そのため、入院4回目の退院直後の訪問看護では適切な処置ができま

せんでした。その原因は、母が処置に必要な軟膏がわからなくなり、荷物の中に入っている軟膏を訪問看護師に提供できなかったことでした。そして、当事業所からB病院小児科病棟に連絡をとって処置内容を確認し、2回目の訪問時から処置を再開できました。病棟看護師と訪問看護師の間で、両親の状況や皮膚の処置方法などの情報を共有できていたらそのような状況にはならなかったという事例です。

事例から考える課題（表1〜3）

　本来、訪問看護事業所から診療情報提供書を提供するのは、指示医療機関ではない病院に入院したときです。その際には情報提供料の負担があることを本人、家族に確認し、同意のもとに情報を記載し提供します。このことは、訪問看護事業所では、総合病院で訪問看護指示書を提供している診療科と入院している診療科が違っても、同一の指示医療機関であるため、診療情報を提供することができないことを意味します。そこで、当事業所ではこのような場合、訪

表1 現状の課題

1. 訪問看護の仕組みや訪問看護指示書の内容が理解されていない
2. 訪問看護計画書や報告書が活用されていない
3. 病院への病状報告や医師への確認内容など、タイムリーに情報を伝えることが難しい
4. 入院─退院─外来受診という流れの中で、病院側の部門が変わるときに看護師同士の情報共有と連携が難しい

表2 解決策として考えられること

1. 病院看護師との交流研修を積極的に行い、訪問看護の仕組みについて情報交換する機会をつくる
2. 訪問看護からの報告・連絡・相談の仕組みづくりを各病院と行い、いつでも気軽に必要な情報交換ができる"顔の見える"関係性づくりを行う
3. ICTツールなどを積極的に利用して、訪問看護師が自主的に病院での治療情報やデータを活用できるようにしていく

表3 病院側に望むこと

1. 地域連携室─病棟─外来間での看護師の情報共有や院内連携の強化を図ってほしい
2. 入退院支援のための地域連携部門の役割を拡大し、外来受診中も訪問看護が関わるような患者については、院内連携の中心として地域と院内を結ぶ役割を期待したい

問看護報告書を入院時に早めに送付するなどして対応していました。そして、利用者の診療科が違っても同じ病院内であれば訪問看護が入っているという情報が共有され、訪問看護報告書が活用されていることに疑念はありませんでした。

　今回紹介した事例は、複数の診療科を有する総合病院と訪問看護事業所間における利用者の情報共有のあり方に問題がある事例ですが、このようなことはよく発生しています。

　事例から考える現状の課題と解決策として考えられること、病院側に望むことについて**表1〜3**にまとめました。

　地域医療支援病院における外来看護師の役割のひとつとして、療養支援の継続性をつくるための情報提供活動の重要性[3]があげられています。同時に訪問看護事業所においても、積極的に情報を受け取り、その情報を活用した在宅での支援の継続性が求められています。そのためには、白井ら[4]が指摘するように、双方向の連携のあり方について、現状の課題を解決し新たなシステムを構築することが望まれます。今後、私たちは互いの立場を理解して課題を解決していく必要性を感じています。

●引用・参考文献
1）厚生労働省. 地域共生社会推進検討会最終とりまとめ（案）について. 社会保障審議会障害者部会 資料3-2. 2019.
　https://www.mhlw.go.jp/content/12601000/000576656.pdf（2024.3.8 閲覧）
2）宇都宮宏子. "病院で行う移行支援：退院支援・退院調整・外来支援". 看護がつながる在宅療養移行支援：病院・在宅の患者像別看護ケアのマネジメント. 宇都宮宏子ほか編. 東京, 日本看護協会出版会, 2014, 68.
3）山中福子ほか. 地域医療支援病院における外来看護職の役割. 高知女子大学看護学会誌. 32(1), 2007, 48-56.
4）白井文惠ほか. 外来看護管理者の在宅療養支援の実態と地域連携への意識に関する調査. 癌と化学療法. 46 (suppl-1), 2019, 125-7.

4 地域から病院に望むこと

ケアマネジャーの視点からみる
自立した生活支援のあり方

株式会社スマイル 居宅ピンポンハート
主任介護支援専門員・看護師・社会福祉士
本多 なおみ

介護支援専門員（以下、ケアマネジャー）の役割とは介護保険法の定義が示すように、利用者の自立した日常生活の援助です。ここでの「自立」とは日常生活から精神的な自立までを含み、ケアマネジャーは利用者の望む暮らしについて自己決定ができるよう意欲を引き出し、有する能力を最大限発揮できるような支援が求められます。本稿ではケアプラン作成の事例紹介とともに「適切なケアマネジメント手法」について解説し、ケアマネジャーに求められる役割について検討します。

令和6年度介護報酬改定の概要

　令和6年度介護報酬改定では「地域包括ケアシステムの深化・推進」「自立支援・重度化防止に向けた対応」「良質な介護サービスの効率的な提供に向けた働きやすい職場づくり」「制度の安定性・持続可能性の確保」などを柱に掲げ報酬策定されました[1]。

　とくに「地域包括ケアシステムの深化・推進」では「認知症の方や単身高齢者、医療ニーズが高い中重度の高齢者を含め、質の高いケアマネジメントや必要なサービスが切れ目なく提供されるよう、地域の実情に応じた柔軟かつ効率的な取組を推進する」とされており、在宅・施設での医療・介護の連携強化、看取りへの対応強化などが記される一方で、慢性的な介護人材不足の中、さらなる介護サービスの質の向上を図るため多職種連携やICT化によるデータ活用

が推進されています[1]。

介護保険制度におけるケアマネジメントの基本理念

　昨今の医療・介護の人材不足はケアマネジャーも例外ではありません。介護支援専門員実務研修受講試験は1998年に第1回が開催され、2023年までに26回開催されました。のべ739,215人（令和5年度合格者を除く）が合格[2]していますが、実際の従事者実数は188,170人にとどまっており[3]、ケアマネジャー資格を取得しても約25％の方しか従事していないという結果になっています。

1. ケアマネジャーの役割

　ケアマネジャーは介護保険法の第7条5項で以下のように定義されています。

> 　この法律において「介護支援専門員」とは、要介護者又は要支援者（略）からの相談に応じ、及び要介護者等がその心身の状況等に応じ適切な居宅サービス（略）を利用できるよう市町村、居宅サービス事業を行う者（略）等との連絡調整等を行う者であって、要介護者等が自立した日常生活を営むのに必要な援助に関する専門的知識及び技術を有するものとして（略）介護支援専門員証の交付を受けたものをいう

　まず、連絡調整を行う者が一義的な定義になっていますが、単なる連絡調整ではなく、要介護者等が自立した日常生活を営むのに必要な援助に関する専門的知識及び技術を有して、連絡調整を行うとあります。つまり、知識だけでなくそれを実践できる技術も兼ね備え、利用者が自立した日常生活を営むための援助を行うのがケアマネジャーの役割です。

2. 介護保険制度の理念

　介護保険法の目的は第1条で以下のように位置づけられています。

> 　この法律は、加齢に伴って生ずる心身の変化に起因する疾病等により要介護状態となり、入浴、排せつ、食事等の介護、機能訓練並びに看護及び療養

上の管理その他の医療を要する者等について、これらの者が尊厳を保持し、その有する能力に応じ自立した日常生活を営むことができるよう、必要な保健医療サービス及び福祉サービスに係る給付を行うため……（以下略）

　つまり介護保険制度そのものが「自立した日常生活を営むために必要なサービスの給付を行う」と明記されているので、それを実行する専門職がケアマネジャーということになります。

3.「自立支援」について～自立した生活とは

　では「自立した日常生活」とは何かということですが、「自立支援」については介護保険法第2条に位置づけられ、「その有する能力に応じ自立した日常生活を営む」中で必要な保険給付を行い、その結果として、「要介護状態の軽減や悪化の防止に努めていく」とされています。

　これまで、「自立」という単語が何度も出てきましたが、単に「自分のことは自分で行う」「自身で立って歩ける」というものではなく、ここでいう「自立」とは、①日常生活動作（ADL）に関わる「身辺自立」、②収入・所得に関わる「経済的自立」、③自分のことを自分で決めるという自己決定・自己選択に関わる「精神的・人格的自立」などを指し、ケアマネジャーは利用者の望む暮らしについて、自己決定ができるよう利用者の意欲を引き出すとともに、潜在能力、利用者の強み、できそうなことなどを見出し、それを最大限に発揮できるよう支援すること、また利用者が発言できない場合は、利用者の意向を代弁して権利擁護を行うことが求められます。

　ケアマネジャーは5年ごとの更新制で法定研修が義務づけられています。現任者の更新研修では自身が担当する事例を持ち寄り、課題分析（アセスメント）の思考プロセスを通して、国際生活機能分類（ICF）を活用しながら利用者の価値観や人生観などを含めた全体像を把握します。そこから生活の課題や目標（自立した生活＝その人らしい生活）を見出し、その生活を具体的にするためにケアプランを作成します。以上をグループワークを通して学びながら、これまでの実践の振り返りと知識・技術を構築しています（**図1**・次ページ）[4]。

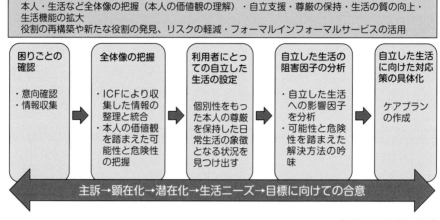

文献4を参考に作成

図1 利用者にとっての自立した生活さがし

事例紹介：自立した生活＝その人らしい生活

1.「最期まで自宅で過ごしたい」と希望したA氏の事例

A氏、90歳代、女性。要介護4、膵臓がん終末期、心房細動・心臓弁膜症、両変形性膝関節症

家族構成

夫と夫の母と3人暮らしでしたが、約30年前に夫の母、約20年前に夫を自宅で看取り、以降独居生活を送っていました。子どもは2人で、長男・長女とも遠方でしたが、長女とは毎日電話連絡をしていました。

1日の過ごし方

毎朝、仏壇にお水とご飯をお供えし、般若心経をあげた後に体操し、長女と電話で話をするのが日課。50年以上住んでいる一軒家は庭が広く、季節ごとに咲く花々が自慢で、庭を眺めながら近所の人とお茶を飲むことを楽しみにしていました。毎晩入浴も欠かさず浴後は浴衣を着て涼んでいました。

事例経過

3年前より、「まだ薬があるから」と内科受診を中断するようになった頃から、日付の間違いや週1回の共同購入の記入間違いなど、短期記憶・記銘力低

下が目立つようになりました。かかりつけ医に相談し、アルツハイマー型認知症と診断されたのを機に、それまで利用していたヘルパーの掃除支援に加え、訪問診療・訪問看護・訪問薬剤を導入し病状管理を開始しました。翌年の夏頃より食欲不振・体重減少が目立ち始め、採血の結果、胆道系酵素の上昇を認め、消化器専門病院での精査にて膵臓がんと診断されました。本人・長女の意向により抗がん剤などの積極的治療はせず経過をみていましたが、徐々に腫瘍が増大し胆道狭窄を起こし入院となりました。1カ月の入院期間を経て自宅退院しましたが、胆管ステントが閉塞し胆管炎を発症。再入院し、経皮経肝胆道ドレナージ（PTCD）を挿入するとともに、緩和ケアを中心に療養することとなりました。その間、長女はずっと本人につき添っていましたが、本人の「家に帰りたい」という言葉を聞き、自宅での看取りを決意。退院に向けてカンファレンスを開催し、自宅看取りに向けての体制を整え、訪問看護・訪問診療・訪問薬剤・訪問入浴・福祉用具を調整しました。最期は長女・孫・ひ孫に見守られながら自宅で逝去されました。

ケアプラン作成におけるニーズ（課題）およびニーズとした理由

ニーズ（課題）①

　人生の最期まで「家」で過ごしたいという本人の思いと「母が長年暮らしてきた家に連れて帰りたい」という長女の思いを貫くため、医療面・介護面でのサポートが必要。

ニーズとした理由

　自宅看取りの決心をした長女が揺れ動く可能性は高いが、母親が長年過ごした自宅で母親との大切な時間を過ごせるようサポートが必要。また、本人は幼少期に母親を亡くし、結婚後は義母と夫を自宅で看取り、自身も「自宅で最期を迎えたい」と常々話していた。本人がこれまで体験してきた「大切な人を自宅で見送る」という尊い経験を最期に家族へ伝えられるよう、本人の思いを尊重するため課題として設定した。

ニーズ（課題）②

　本人の生活習慣として大切にしてきた、「お経をあげること」「自慢の庭」を

最期のときまで身近に感じられるよう家族とともに共有する環境を整える。

ニーズとした理由

　夫が 50 年前に建てた家は、夫や義母を看取り、それ以降は 1 人で守ってきた大切な場所である。本人が認知症と診断された後も貫いてきた習慣を家族とともに遂行できるよう課題として設定した。

ニーズ（課題）③

　自宅では毎日お風呂に入っていたが、入退院を繰り返す中で湯船に浸かることがなかった。長女は父親を「お風呂に入れてあげたかった」という後悔を残しており、母親は「きれいにして送ってあげたい」という思いをもっている。

ニーズとした理由

　本人の「お風呂好き」と長女の「きれいにして送りたい」という思いが一致している。病状がさらに悪化する前に、本人が「気持ちいい」と感じられるうちに入浴ができるよう課題として設定した。

サービス提供後の変化

　本人が入院中に訴えた「家に帰りたい」という言葉で、長女が自宅看取りを決意し退院してきました。本人は常々「死ぬなら家で死にたい。旦那は自分の腕の中で息を引き取った。お姑さんも優しい人で私が最期まで面倒を看ることができて本当によかったと思っている」と、妻として嫁として果たしてきた役割を通して、自身も「最期は家で迎えたい」という決心に揺るぎはありませんでした。

　退院当初の長女は「本当に家で看取ることができるのか」と不安を露呈していましたが、あらためて母親が長年貫いてきた習慣（お経をあげる、庭を眺めるなど）に触れ、自宅で最期まで過ごす決心につながりました。また、刻々と変化する本人の病状に対して、連日の訪問看護や訪問診療のサポートが本人・長女の「安心して在宅療養を送る」ベースとなり、その安心感が家族で過ごす「当たり前の大切な時間」をつくり出しました。

　その「大切な時間」の中で、「親を自宅で看取る」という体験を通して、本人が妻として嫁として大切にしてきた「死生観」を長女や孫たちに継承する役

割を果たすことができたと思います。

2. 事例から学ぶことの大切さ

　介護サービスを利用するときは「利用者さん」、病院では「患者さん」と呼ばれる高齢者は、かけがえのない人生を歩んできた方々です。できる限り住み慣れた家や地域で、最期まで尊厳をもって自分らしい自立した生活を送るためには、医療・介護・生活支援などの多様なサービスが一体的に提供されるとともに、多職種と連携・協働しながら本人の意思決定を支援できるよう、適切にケアマネジメントを行うことが重要です。

　加齢や疾患などにより困りごとが起こった際、目の前の困りごとだけに対応するのではなく、困りごとを抱えたその方の価値観を含めた全体像を把握し、しっかり理解してその方にとっての自立した生活を探し、それをもとに何に取り組むべきか、何を解決するべきかを見立ててケアプランを構築するのがケアマネジャーの役割です。ケアマネジャーの仕事は、知識をもっていればできるという訳ではなく、得た知識を実践に落とし込まなければできるようになりません。だからこそ事例から学び、事例を通して知識を高められるよう日々研鑽していくことが必要です。

3. 病院との連携において望むこと

　ケアマネジャーが作成するケアプランは、利用者の生活を計画的に支援する土台になるもので、それを遂行するには、医療・介護の連携は欠かせません。「連携」とは、「同じ目的を持つ者が互いに連絡をとり、協力し合って物事を行うこと」（広辞苑 第7版）ですが、利用者のかかりつけ医は病院やクリニックなどさまざまです。その中で利用者を中心に据えて「連携」していくには、医療側・介護側がそれぞれ利用者の課題をどのように考えているのかを理解し合い共有すること、そして協力して取り組むことを共に考えていく行程の積み重ねが必要です。このネットワーク形成が「地域で利用者が最期まで生ききること」を支えていくことにつながると考えます。

適切なケアマネジメント手法について

　2016年6月に「ニッポン一億総活躍プラン」が閣議決定され、介護分野も「標準化」の具体化が示されました。その中でケアマネジャー向けに誕生したのが「適切なケアマネジメント手法」です。

　この「適切なケアマネジメント手法」は、要介護高齢者本人と家族の生活の継続を支えるために、各職種で培われた知見に基づいて想定される支援を体系化し、その必要性や具体化を検討するためのアセスメント・モニタリング項目を整理したものです[5]。そのため、ケアマネジャーの基礎資格や経験年数・地域に関係なく一定水準以上のケアマネジメントの実践が可能になるとともに、ケアマネジメントに関わるさまざまな専門職域のそれぞれの分野の知見を体系的に整理しているので、他の専門職にも示しやすく、多職種連携の「共通言語」として活用されることが期待されています。そして、適切なケアマネジメント手法が土台となることで、より個別性の高いケアプランがつくりやすくなるといわれています。この適切なケアマネジメント手法は、「基本ケア」「疾患別ケア」の2つで構成されています（**図2**）[5]。まず「基本ケア」は以下の3つの基本方針から成り立っています[5]。

　（1）尊厳を重視した意思決定の支援

　（2）これまでの生活の尊重と継続の支援

　（3）家族等への支援

　「基本ケア」とは生活の基盤を整えるための基礎的な視点で、介護保険の基本的な理念である尊厳の保持と自立支援を踏まえ、現在の生活をできるだけ継続できるようにするために想定される支援内容を体系化したものです。したがって、利用者に疾患などがない場合でも、複数の疾患がある場合でも共通するものです[5]。

　次に「疾患別ケア」は要介護認定の原因疾患の上位にあがる認知症・脳血管疾患・大腿骨頸部骨折・心疾患・誤嚥性肺炎の予防の5つがあげられています。

　適切なケアマネジメント手法は2022年から普及・啓発が始まっており、2024年度からケアマネジャーの法定研修に組み込まれていきます。今後、こ

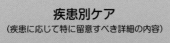

疾患別ケア
（疾患に応じて特に留意すべき詳細の内容）

基本ケア
（高齢者の機能・生理）

基本ケアを押さえたうえで
疾患別のケアを押さえる

疾患や状態によらず、
共通して重視すべき事項

文献 5 より引用

図2 適切なケアマネジメント手法：基本ケアと疾患別ケアの構造

の手法を学んだケアマネジャーが増え、医療・介護連携における「共通言語」となる可能性があります。とくに「基本ケア」は高齢者がこれまで生きてきた価値観を重視し、尊厳をもって生き抜くことを支援する中身になっています。

　医療・介護の人材不足というハードルはありますが、事例にあげたＡ氏のように、本人の治療・生活に対する意思決定の一つひとつに、これまでその方が培ってきた価値観や人生観が反映されています。その価値観の理解を一緒に深められるよう医療・介護がともに手を取り合っていければと思います。

● 引用・参考文献
1）厚生労働省.【資料 1】令和 6 年度介護報酬改定の主な事項について. 第 239 回社会保障審議会介護給付費分科会資料. 2024.
　https://www.mhlw.go.jp/content/12300000/001195261.pdf（2024.3.19 閲覧）
2）厚生労働省. 介護支援専門員実務研修受講試験の実施状況等.
　https://www.mhlw.go.jp/stf/seisakunitsuite/bunya/hukushi_kaigo/kaigo_koureisha/hoken/jissi.html（2024.3.29 閲覧）
3）厚生労働省. 図表 1-2-38 介護支援専門員の従事者数. 令和 4 年度版厚生労働白書：本編図表バックデータ.
　https://www.mhlw.go.jp/stf/wp/hakusyo/kousei/21/backdata/01-01-02-38.html（2024.3.29 閲覧）
4）一般社団法人北海道総合研究調査会. 北海道介護支援専門員更新研修［後期］北海道介護支援専門員研修Ⅱ. 札幌, 一般社団法人北海道総合研究調査会, 2023, 221-68.
5）株式会社日本総合研究所.「適切なケアマネジメント手法」の手引き. 2021.
　https://www.jri.co.jp/MediaLibrary/file/column/opinion/detail/r2fukyu_betsushiryo.pdf（2024.3.19 閲覧）
6）齊木大. 場面別でわかる！「適切なケアマネジメント手法」活用ガイド. 東京, 第一法規, 2023, 114p.

救急業務の現況と課題
顔の見える関係構築を目指して

札幌市消防局 警防部 指令一課長
前 札幌市消防局 警防部 救急課長
庄司 隆広

近年、高齢者数の増加により救急出動件数は全国的に増加しており、消防行政での救急業務は地域住民の日常生活に不可欠となっています。本稿では救急救命士法制定以降、救急隊員による応急処置が拡大してきた経緯と救急活動の現状を述べ、消防行政による救急業務での課題を含めた現況について看護管理者の方に知っていただきたい３つの内容を紹介します。

はじめに

　救急業務は1963（昭和38）年に消防機関の業務として法制化され、これまでの間、社会環境の著しい進展などにより、消防行政での救急業務の占める割合はきわめて大きなものとなっています。また、今日では地域住民の日常生活にとって不可欠な業務として定着しています。

救急救命士法制定以降の救急救命処置拡大の経緯

　現在の病院前救護（プレホスピタルケア）の中で重要となるのが救急救命士の誕生であり、1991（平成３）年４月の救急救命士法制定によって、救急隊員の行う応急処置が拡大していきました（**図１**）[1]。救急救命士が行う救急救命処置がそれにあたり、その中でも、心肺機能停止状態の傷病者（消防機関では患者を「傷病者」と呼称します）に対し、医師の具体的指示によって行う「特

平成3年

救急救命士法施行

1．医師の具体的な指示が必要なもの（特定行為）
・半自動式除細動器による除細動（→平成15年まで）　・乳酸リンゲル液を用いた静脈路確保のための輸液　※
・ラリンゲアルマスク等の器具による気道確保　※

2．医師の包括的な指示で行うもの
→重度傷病者（心肺機能停止状態の患者も含む。）に対して行う

・精神科領域の処置	・パルスオキシメーターによる血中酸素飽和度の測定
・小児科領域の処置	・ショックパンツの使用による血圧の保持及び下肢の固定
・産婦人科領域の処置	・自動式心マッサージ器の使用による胸骨圧迫心マッサージの施行
・聴診器の使用による心音・呼吸音の聴取	・特定在宅療法継続中の傷病者の処置の維持
・血圧計の使用による血圧の測定	・口腔内の吸引
・心電計の使用による心拍動の観察及び心電図電送	・経口エアウェイによる気道確保
・鉗子・吸引器による咽頭・声門上部の異物の除去	・バッグマスクによる人工呼吸
・経鼻エアウェイによる気道確保	・酸素吸入器による酸素投与

平成15年　「自動体外式除細動器（AED）による除細動」を2．に追加
平成16年　「気管内チューブによる気道確保※」（気管挿管）を1．に追加
平成18年　「エピネフリンの投与※」を1．に追加
平成21年　「自己注射が可能なエピネフリン製剤によるエピネフリンの投与」を2．に追加
平成23年　「ビデオ硬性挿管用喉頭鏡を用いた気管挿管※」を1．に追加
平成26年　心肺機能停止前の患者に対して行う「乳酸リンゲルを用いた静脈路確保及び輸液」「ブドウ糖溶液投与」を1．に追加、「血糖測定器を用いた血糖測定」を2．に追加、その他「応急手当」の範囲を2．に追加

※は、心肺機能停止状態の患者に対してのみ行うもの

文献1より引用

図1　救急救命処置の業務拡大の推移

定行為（半自動式除細動器による除細動・ラリンゲアルマスク等の器具による気道確保・乳酸リンゲル液を用いた静脈路確保のための輸液）」が、当時の消防機関における救急業務の大きな変革となりました。その後、2003（平成15）年4月からは包括的指示下での除細動、2004（平成16）年7月からは気管挿管が可能となり、2006（平成18）年4月からは薬剤投与としてアドレナリンの使用が認められました。また、2014（平成26）年4月には心肺停止前の重度傷病者に対する静脈路確保および輸液、低血糖発作症例へのブドウ糖溶液の投与も可能となりました。

救急搬送の現況

近年の超高齢社会の突入において、高齢者数の増加により、全国的に救急出動件数は右肩上がりに増加しています。総務省消防庁の『令和5年版救急救助の現況（Ⅰ救急編）』の2022（令和4）年中の救急出動統計確定値を見ると、

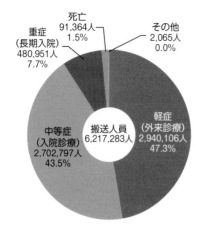

（注）① 初診時における傷病程度は次によっている。
　　（1）死亡：初診時において死亡が確認されたもの
　　（2）重症（長期入院）：傷病程度が３週間以上の入院加
　　　　療を必要とするもの
　　（3）中等症（入院診療）：傷病程度が重症または軽症以
　　　　外のもの
　　（4）軽症（外来診療）：傷病程度が入院加療を必要とし
　　　　ないもの
　　（5）その他：医師の診断がないものおよび傷病程度が
　　　　判明しないもの、並びにその他の場所に搬送した
　　　　もの
　　　　なお、傷病程度は入院加療の必要程度を基準に区
　　　　分しているため、軽症の中には早期に病院での治
　　　　療が必要だったものや、通院による治療が必要だ
　　　　ったものも含まれる。
　　② 割合の算出にあたっては、端数処理（四捨五入）の
　　　　ため、割合・構成比の合計は100％にならない場合
　　　　がある。

文献２を参考に作成

図2 傷病程度別の搬送人員構成比

医療機関へ搬送した傷病者は、621万7,283人であり、傷病程度別では、軽症が47.3％と最も多く、次に中等症の43.5％、重症7.7％、死亡1.5％となっています（**図2**）[2]。過去からの推移では、軽症は減少傾向であり、中等症は増加傾向にあります[2]。

　搬送人員に占める満65歳以上の割合は62.1％となっており、年齢段階別では満85歳以上が24.4％と最も割合が高い状況でした[2]。また、高齢者の傷病程度で割合が高いのは中等症の51.3％であり、基礎疾患が多く、複数の疾患が重なることも入院に至る要因だと考えられます。

　ここで札幌市の現状も紹介します。札幌市の2022年中の救急搬送人員は92,585人と前年比10,612人の増加であり、過去最多を記録しています。傷病程度別では、軽症が52.3％と最も多く、次に中等症の43.1％、重症2.8％、死亡1.7％となっています[3]。高齢者（満65歳以上）の人口は年々増加しており、それに伴って高齢者の搬送人員も増加しています[3]。

　札幌市の特徴として、夏季（７・８月）および冬季（12・1・2月）に救急需要の波がやってきます。夏季については、近年の猛暑の影響で北海道も本州と同様の気温・湿度となってきており、暑さによる急病が多い状況です。また、冬季には寒冷地特有の路上の凍結による転倒などでの骨折や外傷が多くなっています。

救急業務の現況と課題

　次に「地域療養支援」「地域包括ケア」「高齢者救急」などをキーワードとして、消防行政による救急業務での課題を含めた現況について、看護管理者の方に知っていただきたい3つの内容を紹介します。

1.　医療機関への搬送・受け入れルール

　1つ目に、消防機関が救急業務を実施していくうえで、医療機関への傷病者の搬送が欠かせませんが、その際のルールについて触れます。

　2006年から2008年にかけて、救急搬送における受入医療機関の選定が困難な事案が全国的に発生し、社会問題となりました。こうした選定困難問題を解決し、傷病者の状況などに応じた適切な搬送および受け入れの円滑化を図るため、「消防法の一部を改正する法律（平成21年法律第34号）」が2009（平成21）年5月1日に公布され、同年10月30日に施行されました。この消防法の改正により、都道府県は「消防機関・医療機関等から構成される協議会の設置」「傷病者の搬送・受入れに関する実施基準の策定」が義務づけされました。これらは消防法第35条の5から同条の8までに規定されています。

　実施基準においては、都道府県の区域または医療を提供する体制の状況を考慮して都道府県内の区域ごとに、傷病者の状況に応じた適切な医療の提供が行われるように各基準が分類されており、救急業務ではこれらの基準に基づき、最終的に医療機関への搬送を行うこととなっています[4]。あわせて、協議会において実施基準に基づく傷病者の搬送および受け入れの実施状況を調査・分析し、その結果を実施基準の見直しに反映させることとされました。消防法第35条の5第2項各号に規定されている基準を以下に示します[4]。

第1号（分類基準）
・傷病者の状況に応じた適切な医療の提供が行われるように医療機関を分類すること
【例】緊急性、専門性、特殊性など

> **第2号（医療機関リスト）**
>
> ・分類基準に基づき分類された医療機関の名称を具体的に記載すること
>
> **第3号（観察基準）**
>
> ・傷病者の症状等を観察するための基準
>
> **第4号（選定基準）**
>
> ・傷病者の観察に基づき、搬送すべき医療機関を選定するための基準
>
> **第5号（伝達基準）**
>
> ・医療機関に対し観察に基づいた、傷病者の状況等を伝達するための基準
>
> **第6号（受入医療機関確保基準）**
>
> ・医療機関選定が困難な場合の対応やその他医療機関を確保するための基準
>
> 　【例】コーディネーターや基幹病院による調整、一次受入れなど
>
> **第7号（その他基準）**
>
> ・その他都道府県が必要と認める事項

　当然ではありますが、それぞれの地域において医療提供体制などは違うため、地域の実情に応じての策定となっています。

　各自治体で行われている救急業務においては、救急隊はこの「傷病者の搬送及び受入れの実施に関する基準」に基づき観察を行い、傷病者の状況に応じて緊急性や専門性などを分類し、医療機関リストの中から医療機関を選定し、決められた内容を伝達したうえで傷病者を搬送することになります。

2. 消防機関における DNAR

　高齢者医療、看護、介護が重要となる近年、地域包括ケアシステムが構築され、在宅医療・在宅療養支援病院なども整備されてきました。その中で人生会議（ACP：アドバンス・ケア・プランニング）の概念が取り込まれ、その結果としてDNAR（Do Not Attempt Resuscitation）指示が存在します。2つ目に、救急業務においてDNARが課題となっている点について触れます。

　DNAR指示がある方が終末期となったときに、家族や老人福祉施設の介護士らが慌てて119番通報し、救急車を要請するといったことはよくある話です。生前の意思を尊重するために、本人や家族らに十分な説明を行い、意思に

沿わない救急搬送を防いでいる医療機関もあると思います。ただし、必要な関係者らにこのような説明が行き届かず、119番通報での救急要請も一定数あることは事実です。救急隊が現場で家族らから口頭や文章でのDNAR指示を告げられても、心肺機能停止（CPA）である緊急の場面でそれが事実であるかを確認するには、主治医に連絡することが一番の解決策となりますが、時間を要するのは必然です。救急要請された以上、CPAで何もしないということは、救急業務として考えた場合、不法行為としてのリスクが高くなります。そのため、心肺蘇生を行い医療機関への搬送を前提に救急活動を行う救急隊が全国的に多い状況です。それは一般的に後のトラブルに発展した際、消防法での救急業務を全うしたほうがリスクを低くできると解釈されるからです。

　また、この課題に対してこれまでに総務省消防庁でも検討がなされ、「傷病者の意思に沿った救急現場における心肺蘇生の実施に関する検討部会」が設置され、2019年11月に報告書を公表、全国の消防本部などに通知されましたが、DNAR事案への標準的な対応手順などは示されませんでした。その中でも紹介されていますが、地域によってルールを作成して主治医などからの指示に基づき、心肺蘇生を中止するといった対応方針を定めているところもあり、そのような地域が徐々に増えつつあります。

　北海道でも検討されたことはありますが、未解決な課題であり、前述のように119番通報で救急要請された場合、救急隊での死亡判断基準（**表1**）[5]に合

表1 救急業務における明らかに死亡している場合の判断基準

（1）意識レベルが300であること
（2）呼吸が全く感ぜられないこと
（3）総頸動脈で脈拍が全く触知できないこと
（4）瞳孔の散大が認められ、対光反射が全くないこと
（5）体温が感ぜられず、冷感が認められること
（6）死後硬直または、死斑が認められること
※以上のすべてが該当した場合

留意事項
①傷病者の観察にあたっては、「明らかに死亡している」という先入観をもたないこと
②聴診器、心電計などの観察用資器材を活用し、心静止を確認するなど、的確な観察を実施すること
③判断に迷う場合は、指示医師に連絡し、指示・指導・助言を受けること

文献5を参考に作成

致しない場合は、救急救命処置を行い医療機関へ搬送する責務を負いつつも、救急隊員は意思表示を尊重してあげたいという思いと常に葛藤の連続の中にあります。

したがって、DNAR指示に携わる医療機関では、事前に家族や介護者らが慌てて119番通報をしてしまわないように、具体的な教育や十分な説明・指示がとくに必要ではないかと感じています。

3. 消防機関の救急業務における転院搬送

3つ目に、救急業務における転院搬送について触れます。

先にも述べましたが、救急搬送件数は高齢化の進展などにより増加しており、需要増に救急隊の増加が追いつかず、真に必要な傷病者への対応が遅れ、救命率に影響が出かねない状況となっています。このようなことに鑑み、救急車の適正利用を積極的に推進していくために、「平成27年度救急業務のあり方に関する検討会」において議論が行われました。

この中の重要な論点のひとつとして、「転院搬送」に係る救急車の適正利用があり、あらためて検討がなされました。その中で、転院搬送については、救急医療提供体制の確保に必要なものもある一方で、全救急出動件数の約1割を占めることから、全体の救急搬送件数に与える影響が大きく、転院搬送における救急車の適正利用の推進のためには、消防庁と厚生労働省とが連携してガイドラインを作成し、各地域においては、当該ガイドラインを参考にしつつ、消防機関、医師会、医療機関などの関係者間で合意のうえ、救急業務として転院搬送を行う場合についてのルールを定めることが有効であると報告されました。それらを踏まえ、『転院搬送における救急車の適正利用の推進について』が全国の消防本部などに通知されています[6]。その内容を簡単に要約すると、前提が「緊急性があり」「代替性がない（医療機関が所有する病院救急車、民間の患者等搬送事業者、公共交通機関など、ほかの搬送手段が活用できないと要請医療機関の医師が判断した場合）」状況における場合において、救急業務として実施するといったものになります。

この内容は全国の消防本部でも取り入れられ、「転院搬送マニュアル」など

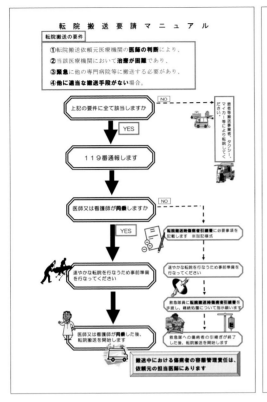

図3　札幌市転院搬送要請マニュアル

文献 7 より引用

が医師会などを通じて各医療機関へ提供され、それぞれの地域において運用されていると思います。札幌市も『転院搬送要請マニュアル』が作成されており、各医療機関の院長あてに送付・運用されています（**図3**）[7]。

　ただし、現場活動に目を向けてみると、たとえば高齢者は病歴が多く、その時点での病状による専門的医療機関で初期治療などが行われた後、かかりつけ医療機関などへの転院搬送を依頼されるケースも多くみられます。また、緊急性のない検査や検査・治療後などの送迎も転院搬送の依頼としてあるのが現状です。前述したように、このような場合は消防機関の救急車による転院搬送は一般的に対象外であり、民間搬送車やタクシー、家族らによる自家用車、加えて医療機関にある病院救急車での移動が必要になるところです。

　いまだ、医療機関間の転院搬送は消防の仕事だと思っている医療関係者は多いと考えます。大都市になればなるほど救急需要は多く、救急車のひっ迫状態

に陥り、119番通報の救急要請に即時に対応することが困難となってきています。あらためて、転院搬送の対象を再確認し、看護管理者の方だけではなく、医療関係者の皆さんに認識いただきたい内容です。

おわりに

　消防機関は救急救命士の誕生により、医学的観点から救急活動中の処置などに対して質を保証する役割として、各地域でメディカルコントロール協議会を設置しています。その協議会に参画している医療関係者は、その地域の「傷病者の搬送及び受入れの実施に関する基準」や「DNAR」の運用ルールについて認識していると思いますが、それ以外の医療関係者はあまり認識していないことと思います。救急搬送の受け入れを担う医療機関の看護管理者の方には、各地域におけるこのような基準や運用ルールをあらためて地域の消防機関へ確認していただくと役立つ知識になると思います。また、今後の高齢者医療、救急医療に携わるうえでの看護スタッフや介護スタッフの教育にも役立て、浸透させていただければと思います。

　今後も地域包括ケアシステムでの連携など、消防機関の救急隊員と看護師を含めた医療スタッフ、病院外の多職種が顔の見える関係を構築し、高齢者が安全で安心して暮らせる地域を目指していくため、連携を考慮し、各地域でのより良い対応につなげていくよう切望します。

　消防機関における救急現場の実情の一部分とはなりますが、本内容が「超高齢社会」などにおいての地域対応の一助として、全国の看護管理者のお力になれば幸いです。

● 引用・参考文献
1) 厚生労働省. 救急救命士について. 第5回救急・災害医療提供体制等に関するワーキンググループ 資料4. 2022.
https://www.mhlw.go.jp/content/10802000/000951126.pdf （2024.3.8 閲覧）
2) 総務省消防庁. 令和5年版救急救助の現況（Ⅰ救急編）.
https://www.fdma.go.jp/publication/rescue/items/kkkg_r05_01_kyukyu.pdf
（2024.3.8 閲覧）

3) 札幌市. 救急出動等の状況（令和 4 年）.
https://www.city.sapporo.jp/shobo/kyukyu/shutudou/documents/r4kyukyusyutudou.pdf（2024.3.8 閲覧）

4) 厚生労働省. 傷病者の搬送及び受入れの実施に関する基準の策定について（平成 21 年 10 月 27 日/消防救第 248 号・医政発第 1027 第 3 号）.
https://www.mhlw.go.jp/web/t_doc?dataId=00tb5695&dataType=1&pageNo=1（2024.3.8 閲覧）

5) 総務省消防庁. 救急活動時における適正な観察の実施について（平成 30 年 6 月 4 日/消防救第 109 号）.
https://www.fdma.go.jp/laws/tutatsu/assets/300604_kyu109.pdf（2024.3.8 閲覧）

6) 総務省消防庁. 転院搬送における救急車の適正利用の推進について（平成 28 年 3 月 31 日/消防救第 34 号・医政発 0331 第 48 号）.
https://www.fdma.go.jp/laws/tutatsu/assets/280331_kyu34.pdf（2024.3.8 閲覧）

7) 札幌市. 転院搬送要請マニュアル.
https://www.city.sapporo.jp/shobo/kyukyu/documents/manual.pdf（2024.3.8 閲覧）

第 4 章

新たな地域連携の
カタチをつくる

1

診療案内アプリ「とりりんりん」の機能拡大を活用した取り組み

鳥取大学医学部附属病院 副病院長・看護部長
森田 理恵

少子高齢化、人口減少が進む現在、健康寿命の延伸に向けた取り組みに、個人の健康診断結果や服薬歴などの情報を電子記録として把握できる PHR があります。鳥取大学医学部附属病院では、外来診察待ち時間の負担を軽減する目的で、診察および採血呼び出し案内サービス提供のために診療案内アプリ「とりりんりん」を独自に設計し導入しました。本稿では「とりりんりん」を PHR として進化させた経緯と今後の展望について述べます。

はじめに

1. 当院の背景

　鳥取大学医学部附属病院（以下、当院）は、病床数 697 床（39 診療科）の特定機能病院で「地域と歩む高度医療の実践」を基本理念としています。都道府県がん診療連携拠点病院、地域災害拠点病院、エイズ治療拠点病院、二次被ばく医療施設などの役割も担っています。2022 年度の病院診療実績は、病床稼働率 85.46%、1 日平均外来患者数 1,594.5 名、年間手術件数 6,601 件、紹介率 90.22%、逆紹介率 81.02% でした。山陰のほぼ中央の米子市に位置しており、鳥取県内だけでなく、島根県、岡山県など幅広い地域から患者が来院します。

2．PHR について

　少子高齢化、人口減少が進む現在、健康寿命の延伸に向けた取り組みに、個人の健康診断結果や服薬歴などの健康情報を電子記録として本人や家族が把握できる仕組みである PHR（Personal Health Record）があります。本稿では、診療案内アプリとして誕生した「とりりんりん」を PHR として進化させた経緯と今後の展望について述べます。

診療案内アプリ「とりりんりん」導入の背景

　外来患者にとって診察の受付から開始までの待ち時間は、いつ診察が始まるかわからず診察室の前でじっと待機しないといけない、いつ呼び出しがあるかわからないのでトイレや食事にも行けないなど、自身の行動を制限されるため、精神的・肉体的ストレスを感じます。そのため、病院に対する不満事項で上位にあるのは外来診察待ち時間の長さともいわれます。当院で外来待ち時間測定を行ったところ 67 分という結果でした。さらに外来診察待ち時間の長さに対する不満の投書もみられました。

　これに対し、待ち時間のストレスを軽減する方法として、診察開始を知らせるモバイルデバイスを利用した呼び出し案内サービスがあります。外来患者は呼び出し案内サービスを利用することで、診察開始まで駐車場や食堂・喫茶コーナーなどで待つことができます。これらのことから、当院では、外来診察待ち時間の負担を軽減する目的で診察呼び出しおよび採血呼び出し案内サービスを提供するためのモバイル用アプリケーション（診療案内アプリ）を独自で設計し導入しました。この診療案内アプリを「とりりんりん」と命名し 2019 年 5 月から運用を開始しました（**図1**・次ページ）。現在は、診察待ち時間の対策として、待ち時間そのものを減らす取り組みと、待ち時間の負担を軽減する取り組みの両方で取り組んでいます。

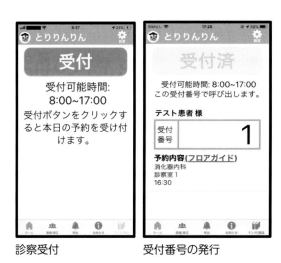

診察受付　　　　　受付番号の発行

図1 診療案内アプリ「とりりんりん」の画面

「とりりんりん」の機能

　「とりりんりん」の主な機能は、①病院の半径500m以内での診療受付が可能、②診察開始前の呼び出しメッセージの受信です。「とりりんりん」の登録方法から診察開始前の呼び出しメッセージを受信するまでの流れを**図2**のStep1〜3をもとに解説します。

Step1：外来患者は、自身が所有するモバイル端末上で「とりりんりん」をインストールします。その後、院内キオスク端末で電子カルテと紐づけ処理を行うと診察受付や診察開始前の呼び出しメッセージを受

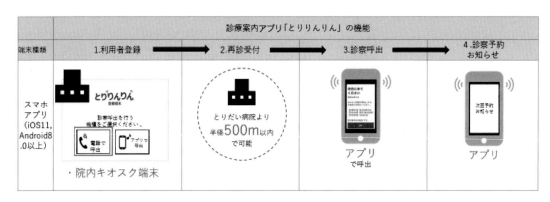

図2 「とりりんりん」の利用手順

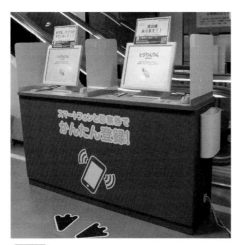

写真1 院内のキオスク端末

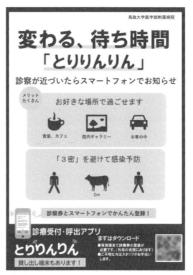

写真2 「とりりんりん」の広報ポスター

信することができます（**写真1**）。

Step2：外来患者は、「とりりんりん」を利用して診察受付（チェックイン）を行います。この機能は、当院から半径500m以内であれば利用できます。これにより患者は再来受付機を利用する必要がなくなります。

Step3：診察呼び出しは、医師が電子カルテ端末を操作して行います。医師は、診察開始15〜30分以内を目安に電子カルテ上で呼び出し操作を行う運用としています。また、「とりりんりん」を患者に使用してもらうためにポスターを掲示し広報活動を行いました（**写真2**）。

「とりりんりん」導入後の患者満足度調査の結果

　2020年8月の1カ月間、「とりりんりん」を利用した患者に対して、WEBによる無記名簡易アンケートを実施しました。アンケートは5段階による利便性評価と自由記載欄を設けました。回答者のうち、148名（89%）は、「とりりんりん」が待ち時間において「とても役に立った」「役に立った」との回答でした（**図3**・次ページ）。「役に立たなかった」と回答した患者は呼び出しの

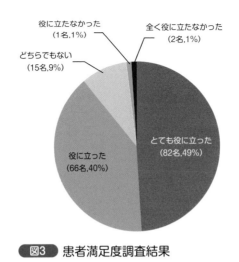

役に立たなかった
（1名,1%）

全く役に立たなかった
（2名,1%）

どちらでもない
（15名,9%）

役に立った
（66名,40%）

とても役に立った
（82名,49%）

図3 患者満足度調査結果

タイミングに問題がありました。自由記載欄に記載があった48名の利用者のうち、15名が診察開始までの順番数の表示を要望していました。また、「密集を離れて診察開始を待つことができるようになりCOVID-19対策として利用できている」などのコメントが含まれており、患者の待ち時間の負担軽減に寄与できていると考えられました。

PHRに期待される役割

　当院は「デジタル田園都市国家構想（デジ田）」にも取り組んでいます。「デジ田」とはデジタル庁の事業で、当院の所在地である米子市も地域の医療機関と連携して進めています。この事業は「米子市ヘルスケアプラットフォーム実装事業」と命名され、少子高齢化による労働力不足・地域コミュニティの衰退など地域が抱える社会的課題に対し、デジタル実装を通じて解決するものです。この事業での取り組みのひとつとして、「とりりんりん」の機能を拡大し、米子市と連携して医療資源へ効率的にアクセスするモバイルアプリとして以下の4つの機能を集約する予定です（**図4**）。

　1つ目は、デジタル問診やIC動画配信、オンライン診療などの機能をもつ「診療情報提供」です。インフォームド・コンセント（IC）動画配信では、今

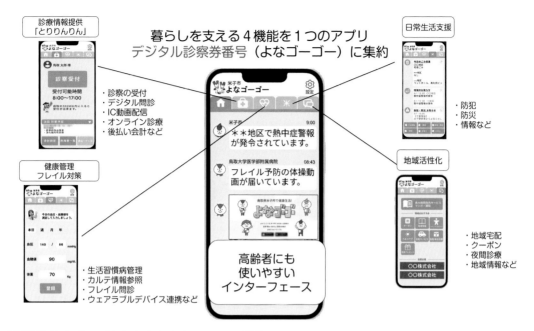

暮らしを支える４機能を１つのアプリ
デジタル診察券番号（よなゴーゴー）に集約

図4 拡大する「とりりんりん」の４つの機能

まで文書と医師の説明で行っていた IC を「とりりんりん」に組み込むことで、患者とその家族が何度でも動画を閲覧可能になります。これにより患者の理解をさらに深めることにつながると期待されています。２つ目は、日々のバイタルサインなどを入力することで生活習慣病管理やフレイル対策につながる「健康管理機能」です。３つ目は、米子市の防犯や防災などの情報を患者が得ることができ、日常生活に役立つ「日常生活支援機能」です。４つ目は、地域の情報を発信する「地域活性化機能」です。

　さらに、PHR の機能として、血圧や血糖値など日々のライフログや術後の疼痛管理などを確認する機能をつけることで、データを医療機関と共有できスムーズに診察・医療を受けられることが期待されます。さらには、フレイルチェックとも連携し、健康寿命の延伸へつながることも期待されています。

　また、「とりりんりん」の発展として、診察案内・誘導機能（チャット形式）、問診や IC の説明動画・会計を「とりりんりん」で実施、クレジット連携処理により会計処理を待たずに帰宅ができる、他施設においても「とりりんりん」が利用可能になる、という機能も予定しています。

看護管理者としての役割発揮

　厚生労働省の『国民・患者視点に立ったPHRの検討における留意事項』では、PHRについて、「国民・患者の保健医療情報を本人自身が活用して予防・健康づくり等に活用するとともに、それを本人同意の下に医療・介護現場で役立てることを目指す」[1] とあります。また、国民・患者視点に立ったPHRの意義としては、保健医療情報をPHRとして活用することで、「予防医学や診療等において重要な本人の行動変容等の自己管理、医療従事者等による介入、研究等に必要な環境の整備を目指す」[1] としています。

　2024年度の診療報酬改定では、生活に配慮した医療の推進など地域包括ケアシステムの深化・推進の取り組みが期待されています。地域に信頼される看護を実践し、患者が安心して医療を受けることができる療養環境を整備していくことは看護管理者として重要な役割です。そのためには、看護師が入院前の外来から患者の生活背景および全身状態、ICに対する理解度などを把握し、患者個々に合った支援をアセスメントし展開していくためのシステムを構築する必要があります。当院においても、看護管理者自らがPHRを理解し、患者のために、そして看護師自身の働き方の改革に向けて積極的に活用していきたいと考えています。

● 引用・参考文献
1) 厚生労働省. 国民の健康づくりに向けたPHRの推進に関する検討会. 国民・患者視点に立ったPHRの検討における留意事項：PHRにおける健診（検診）情報等の取扱いについて. 2019. https://www.mhlw.go.jp/content/10904750/000593186.pdf（2024.3.8閲覧）

2

コマンドセンターによる病床管理の取り組み

社会医療法人誠光会 淡海医療センター 副看護部長
前城 公子

淡海医療センターは急性期病院として高度な医療の提供、地域の病診・病病連携を担う中核病院としての役割を担っています。本稿では病床管理やケアプロセスの効率化・最適化を目的に、企業と共同開発した「コマンドセンター」を活用してどのようにコロナ禍を乗り越えてきたのか、とくにコマンドセンターを活用した新たな地域連携のあり方と病床管理に焦点を当てて紹介します。

はじめに

　社会医療法人誠光会 淡海医療センター（以下、当院）は滋賀県の南部に位置し、人口約 13 万人の草津市にある 420 床の急性期病院です。草津市は、高齢化が進む一方で、京阪神のベッドタウンとして全国でも数少ない人口増加地域であり、高齢化と人口増加に対応できる全世代型の地域包括ケアが求められています。これに伴い、複数の異なる病床機能をもつケアミックス病院の法人完結型医療から、地域包括ケアシステムを見すえた地域完結型医療へ方針を転換し、2020 年に急性期医療と慢性期医療の 2 つの病院に機能分化しました。しかし、急性期病院として高度な医療を提供することと、地域の病診・病病連携を担う中核病院としての役割を果たす一方で始まった、コロナ禍での病床管理や人材確保、病院経営は、多くの医療施設と同様に困難を極めました。当院も一病棟をコロナ病棟として割り当てたことで、通常の医療が提供できる病床数が大幅に減少し、「本来あるべき医療」に対応できる病床管理やケアプロセス

のあり方を見直す必要に迫られていました。

　本稿では、病床管理やケアプロセスの効率化・最適化を目的に、企業（GE ヘルスケア・ジャパン社）と共同開発した「コマンドセンター」を活用して、どのようにコロナ禍という未曽有の事態を乗り越えてきたのか、とくに、コマンドセンターを活用した新たな地域連携のあり方と病床管理に焦点を当てて、紹介します。

コマンドセンター開発の経緯

　コマンドセンターは、電子カルテをはじめとする院内にある膨大なデータをリアルタイムで分析・可視化することによって、必要なケアをタイムリーに提供するための意思決定を促す中央集中管制塔としての役割を果たすシステムです。病床管理を行ううえでは、診断・治療プロセスにおける患者の流れや業務効率をいかに最適化できるか、そのために必要となるリソースをいかに迅速に配分できるかが重要となります。しかし、刻一刻と変化する患者状態や稼働状況、スタッフの配置状況などのタイムリーな情報を把握するためには、一人ひとりの患者カルテや勤怠システムなどの情報画面にアクセスし、書き出すことによって全体像を把握しなければならず、必要な情報を正確に共有することにかなりの時間を要しました。また、スムーズな患者入れ替えのためには、1ベッド当たりの空床期間を短くする必要があり、そのためには、いつ、どの患者が退院できるのか、どうなれば転院調整ができる状態になるのかといった情報を共有する必要があります。しかし、病棟ごとに実施される退院調整カンファレンスや看護記録の中では共有されますが、タイムリーな情報を多職種で同時に共有することができず、入退院の入れ替えには時間的なズレが生じていました。

　コマンドセンターの開発は、このような病床管理や患者状態の把握、退院支援や適正な人員配置といった、病床稼働に係るさまざまな管理課題について、何とか解決できないかというところから始まりました。約半年をかけて仕様の検討を重ね、2021年からⅠ期コマンドセンターとして8つの Tile（アプリケー

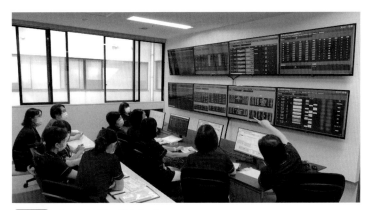

写真1　Ⅰ期コマンドセンター

ション画面）を稼働しました（**写真1**）。2023年からはⅡ期開発として新たに
2つのTile（後述）を作成し、現在10種類のTileを運用しながら病床管理を
行っています。

　10種類のTileについて、それぞれ何を見ているか、どう動くのか、期待す
るアウトカムは何かについて、**表1**（次ページ）にまとめています。

コマンドセンター導入後の病床管理の変化

　病床管理を行ううえで、コマンドセンター導入前との大きな違いは、病床管
理を担当する専従者がいないということです。コマンドセンター導入前は、外
来・救急からのすべての緊急入院は病床管理専従者に連絡が入り、口頭からの
情報とカルテ内の情報を集約して、適正な病床を確定するという流れでした。
導入後は、外来・救急と病棟間での調整を基本とし、病棟が満床の場合や一部
の診療科のみ、看護部管理室で対応しています。また、これまで時間をかけて
集約していた「タイムリーな入退院の状況や病棟の忙しさ」「病棟間の稼働率
や空床状況」「入院患者の容体変化の把握」「DPC期間と退院支援の進捗状況」
といった情報は、誰でもリアルタイムに確認できるようになり、指示を待って
判断・行動するのではなく、各自が次のアクションを予測し、とるべき行動を
考え、判断するというプロセスに大きく変化しました。

表1 コマンドセンターのアプリケーション

Tile	何を見ているか	Action	KPI
Capacity Snapshot (2病院分)	・稼働率、稼働数、空床状況 ・他病棟の緊急入院数	・緊急入院の受け入れ先の決定 ・緊急入院の受け入れ順位の決定 ・緊急入院受け入れ準備	・稼働率 ・意思決定の時間短縮
Patient Flow	・総入退院患者数 ・各病棟の入退室進捗状況 ・ICU・HCU、回復期リハビリテーション病棟の入退院予定	・病棟ごとに入退室状況のフローの把握	
News Scoring	・重症患者および急変リスク患者	・医師への報告、RRT要請などの早期介入	・コードブルー件数 ・RRT要請件数 ・ICU・HCU稼働率
Discharge Tasks	・DPC Ⅲ期超過日数 ・DPC Ⅱ期終了までの日数	・DPC Ⅱ期終了でのベッドコントロール ・退院阻害因子への介入 ・退院調整の優先順位の決定 ・Patient Acceptanceへの連携	・DPC Ⅰ・Ⅱ期割合 ・入院単価の増加
Staffing Forecast	・各病棟の業務量とキャパシティ	・緊急入院受け入れ制限の対応 ・病棟業務量による傾斜配置 ・応援手配	・病棟の残業時間格差の解消
Inpatient Growth	・新入院数 ・2週間先までの入退院数の動向	・入退院の促進、制限調整	・新入院数
Unit Event	・病棟ごとの手術や検査などのイベント数 ・業務の進捗状況	・残務量に応じた業務調整	・残業時間
Patient Acceptance	・近隣の病院や老健施設などの病院間のマッチング状況	・マッチングの状況に応じて転院準備 ・転院先との患者情報の共有	・対象病院への転院件数 ・転院調整にかかる時間短縮
Patient Manager	・患者ごとの、その日に行うべきケア・処置などの看護業務	・患者に必要なケア・処置の提供 ・適正な看護計画の立案・評価	・適正な加算取得 ・転倒転落件数の減少 ・標準的ケアの遵守

コマンドセンターによる新たな地域連携のあり方

　Ⅱ期開発では、病院・施設間のスムーズな転院調整と、ベッドサイドケアの充足を目的に、新たに以下の2つのTileを作成しました。

1. 地域をつなぐ Patient Acceptance

　Patient Acceptance（**図1**）は、近隣の病院や法人内の慢性期病院および老健施設といった、施設間でのマッチングを行う画面であり、病名、医療区分、透析・呼吸器などの医療処置内容によって、受け入れの要件を満たしてい

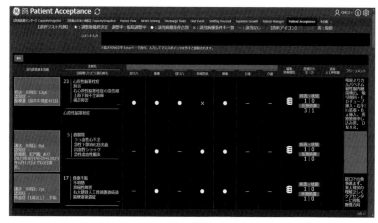

病名、医療区分、透析・呼吸器などの医療処置内容によって、受け入れの要件を満たしている病院はどこかを抽出

図1 Patient Acceptance

る病院はどこかを可視化することができます。通常、転院調整に入ると、診療情報提供書や看護サマリーを転院先へ FAX し、そのうえで、検討会などの調整に入ります。そして、MSW を介して、調整結果を把握します。Patient Acceptance では、転院調整に必要となる情報を、転院元と転院先の両者が一画面で共有できる仕様となっており、転院調整にかかる時間を大幅に短縮することができます。また、この Tile は、入退院支援において重要な役割を果たす Discharge Tasks とデータ連携しています。Discharge Tasks は、スムーズな患者入れ替えのために対応すべきケア・タスクを患者ごとに優先度とともに表示したものとなっており、DPC 期間と終了までの日数、呼吸器やドレーン・カテーテル関連のデバイスの有無、炎症所見を判定する CRP などのデータを表記し、退院を阻害する因子は何か、何を解決していくことが退院に向けての必要な支援なのかがわかるようになっています。このように、Discharge Tasks による日々の退院調整を継続しながら、転院可能な状態になると、Patient Acceptance 画面上に転院調整対象患者として抽出され、地域とのシームレスな情報連携を図ることができます。

　患者にとって望ましい在宅療養支援を提供するためには、心身の状況に応じて療養の場が移行する中で、いかにタイムリーな情報を地域全体で共有できるかが重要になります。Patient Acceptance は、地域の病床機能に応じてそれ

ぞれの医療資源を無駄にすることなく、地域一体となって適正な医療の切れ目ない提供を実現できるものと考えています。

2. ベッドサイドケアを充足する Patient Manager

Patient Manager は、その日に行うべきケアや処置、評価・立案などの看護業務全体を一覧表示する画面となっています。この Tile の開発に着手した背景は、内服処方切れを探すために、リーダーが患者一人ひとりのカルテを開けて確認しているため膨大な時間を要しているという現場の声でした。近年の医療ニーズの高まりや、複雑化する診療報酬制度の中で、看護師の業務量は年々増幅しているのが現状です。そもそも、看護の評価に係るさまざまな加算は、ケアに対する一定の質を担保し、良質な看護を提供することを目的としたものです。しかし、臨床現場では、それぞれの加算対象は誰か、加算が漏れずにとれているかを監査することに時間を費やし、加算に見合うケアが提供できているのか、患者の声を聴き、ニーズを把握するための看護本来の時間は希薄なものとなっているのが実情です。

Patient Manager は内服処方切れ、継続指示、ルート・チューブ類の交換、保清の実施、看護計画の評価日、褥瘡・摂食嚥下・転倒転落評価日など、1 項目ずつ画面を確認することなく一覧で確認できる仕様となっています。今日提供すべきケアが漏れなく、効率的に提供できることと同時に、看護本来の力を最も発揮できるベッドサイドで、入院前の生活状況と、退院を見すえた予測される生活機能の変化といった、在宅療養支援に係る総合的なアセスメントを行うことにも活用できるものと考えています。

コマンドセンター活用の実際

コマンドセンターを活用するそれぞれの立場（看護部管理室、病棟、中央部門）から、退院支援に焦点を当てて、どのように各 Tile を活用しているかについて説明します。

1.　病床ミーティングでの活用の実際

　病床ミーティングは、毎朝 9 時半から病棟師長、外来・救急・ICU/HCU と
いった中央部門の師長、ICU/HCU 専従医師が集まりコマンドセンターで行い
ます。まず、News Scoring から各病棟の重症患者の状態より急変リスク患者
を洗い出し、ICU/HCU への転出の可能性や受け入れの準備を整えます。ここ
では ICU/HCU 専従医師から、より専門的な急変リスクの可能性と観察時のア
セスメントのポイントや他科受診の必要性といった必要なケアを迅速に提供す
るためのアドバイスを得ることができます。さらに Discharge Tasks からは
DPC Ⅲ期超え患者の転院調整や退院の見通しを共有することによって、退院
支援に難渋する対象を多く抱える病棟の予定入院患者の受け入れを分配するこ
とや、全体性を意識した転出順位の決定ができるようになりました。これらの
情報がすべて可視化されたことは、互いに譲り合い、助け合いながら協働する
意欲を高めることにもつながったと実感しています。

2.　Discharge Tasks/Patient Acceptance の活用の実際（表 2）

　Discharge Tasks では、看護部管理室において毎日の病床ミーティングや
週 1 回の診療部長ミーティングの中で、退院調整の進捗や方向性の確認、
Patient Acceptance との連携を検討し、DPC Ⅱ期終了でのベッドコント
ロールを推進します。また、誤嚥性肺炎・尿路感染などの効率性係数に係る疾

表2 部署ごとの Patient Acceptance 活用法

Patient Acceptance 転出先の受け入れ要件を満たしている病院はどこか	コマンドセンター （看護部管理室）	病棟	中央部門
病名、医療区分、透析・呼吸器などの医療処置に係る患者情報	・転院調整の進捗状況の把握 ・Discharge Tasks からの連携の状況把握と推進	・患者状態の変化に応じて追加・修正	・担当する病棟の退院調整の進捗状況の確認 ・カンファレンス前の情報収集 ・カンファレンスで方向性が決定した後の退院調整の動向の確認
転院調整対象となる病院・施設とその病床機能		・受け入れ候補先の動向 ・他病院への調整の必要性について検討	
今後の方向性		・受け入れ要件に関連する医療区分・医療処置に関する患者状態の変化や退院支援の状況を入力	

患にはアラート表記されるように設定しており、より丁寧に退院調整の状況を確認できるようにしています。病棟では、毎朝9時前後から師長・臨床リーダーミーティングを行っています。臨床リーダーとは、入院から退院までのケアプロセスを監視・支援する、若い看護師のロールモデルとなる看護師で、ベッドサイドのケアや退院支援の状況を把握し、スタッフを支援・指導しながら、ケアの質を担保する重要な役割を担っています。この臨床リーダーとともに、News Scoring による重症患者状態や DPCⅢ期超え患者の解決すべき課題を共有し、転院可能な患者の抽出と Patient Acceptance への連携を行います。臨床リーダーは、退院支援を必要とする対象の優先順位や介入状況を、受けもち看護師との共有・支援に活用しながら、必要に応じて、デバイス抜去や採血評価などの医師への相談・依頼を行い、迅速なケアや判断につながるよう行動します。また、中央部門となる入退院支援課では、担当する病棟の退院調整の進捗状況を確認し、優先的に介入すべき対象の抽出やカンファレンス前の情報収集ツールとして活用します。この情報をもとに、各病棟の臨床リーダーと解決すべき課題を共有しながら、チーム一体となった退院支援を展開します。さらに、Patient Acceptance へのデータ連携後は、転院先候補となる病院・施設の動向を確認しながら、さらに他病院・他施設への転院調整が必要かどうかを注視しています。

地域連携におけるコマンドセンターの成果

　コマンドセンターの導入によって、経営的には適正な病床管理、DPCⅠ・Ⅱ期割合の適正化による稼働率の向上や入院単価の増加を目指しています。同時に、急性期病院としてこれらの成果を出すことは、地域包括ケアシステムが目指す病院主体から地域一体による円滑な入退院支援を実現するうえで、非常に重要な病床管理のあり方であると考えています。コマンドセンター導入後、稼働率は新型コロナウイルス感染症が拡大する前は89％前後で推移していたのに対し、現在は96％まで上昇しました。また、Discharge Tasks/Patient Acceptance を活用した病床管理が定例化されたことによって、DPCⅢ期超

過患者は大幅に減少し、Ⅱ期超え患者数は1カ月あたり10人程度に減少しています。また、臨床リーダーによるTile別のコマンドセンター活用状況を調査したところ、News ScoringやDischarge Tasks、Patient Acceptanceを積極的に活用していることがわかりました。これは、入院から退院までのケアプロセスを支援する役割をもつ臨床リーダーが変化する患者状態を把握し、状態に応じた入院環境を提供しながら、住み慣れた生活環境へとつなぐ入退院支援を理解しているからこその結果であり、コマンドセンターが目指す、各自がとるべき行動を考え、判断するという組織行動を引き出すことにもつながっています。

　医療ニーズの高まりと人手不足の相反する課題が今後ますます加速する医療環境において、デジタルを利活用することは避けられないと考えています。しかし、デジタルを扱う人と人、地域間・病院間での対話や連携がなければ、コマンドセンターが目指す「医療の最適化」を実現することは難しく、複数の施設を結ぶ地域単位でのコマンドセンターの活用を推進することは、地域包括ケアシステムにおける新しい地域完結型医療の形であると考えています。

外来機能強化に向けた新たな取り組み

　現在、新たなDXの取り組みとして、外来診療プロセスの改善を目的とする外来オペレーションシステムの開発を進めています。これは、監視カメラ画像から院内の混雑具合を判断して、外来専用のエレベータの制御を行う、外来の各ブース（採血室や診察室、化学療法室や検査・放射線部門など）の混雑状況を可視化し、案内する患者動線を分散させる、スタッフの位置情報から必要な場所に必要な人員を迅速に配置する、といったシステムです。デジタルを活用して患者に提供されるサービスを変えていく、まさにDXの顧客価値を変えることを目指した、外来機能強化に取り組んでいきたいと考えています。

3

看護小規模多機能型居宅介護
による地域支援

社会医療法人母恋 日鋼記念病院 副院長・看護部長　**斉藤 亜希子**
社会医療法人母恋 看護小規模多機能型居宅介護つむぎ 所長　**工藤 美香**
社会医療法人母恋 看護小規模多機能型居宅介護つむぎ 副所長　**安田 毅**

「看多機」は、「訪問看護」「訪問介護」「通い」「泊まり」の4つの機能を利用者の状態に応じて柔軟に組み合わせてサービスを提供することによって、切れ目のない看護・介護を提供し在宅療養を支えることができます。看多機の地域支援と役割について、社会医療法人母恋の取り組み、また看護小規模多機能型居宅介護つむぎでの事例をあわせて紹介します。

当法人の概要

　社会医療法人母恋 日鋼記念病院は、急性期一般病院2を算定する施設として、地域がん診療連携拠点病院、災害拠点病院、地域周産期母子医療センターの役割を担いながら、急性期から在宅まで幅広く地域医療を支えています。

　当法人は、地域包括ケアを提供できる事業所があり、登別記念病院、東室蘭サテライトクリニック、老人保健施設母恋、地域包括支援センター母恋、居宅介護支援事業所、訪問看護ステーション母恋、看護小規模多機能型居宅介護つむぎを併設し、在宅療養支援を行っています（**図1**）。

看多機の役割

　当院は、北海道の西胆振医療圏に位置し、住民基本台帳では65歳以上人口の高齢化率が38.2％（2023年）となり、老々介護、独居高齢者が多い現状で

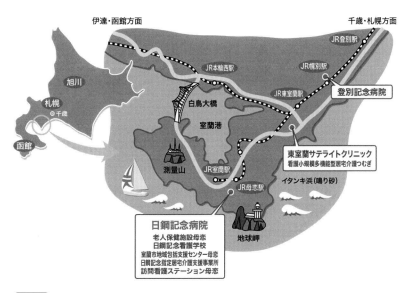

図1　当法人の概要

す。急性期病院から退院後の在宅生活の継続を阻む要因は、急性期入院期間の短縮、高齢社会、認知症等さまざまです。住み慣れた場所、自宅で過ごすことを希望しても、在宅生活が継続できないことがあります。患者の状態、家族の不安があるときに、診療を必要としないショートステイを活用したいと思っても、病院は主治医の受け入れが難しい、小規模多機能型施設は医療処置があると困難ということがあります。また、在宅で看取りを望んでいても、訪問看護だけでは支えていけないことが多くあります。

　看護小規模多機能型居宅介護（以下、看多機）は、「訪問看護」「訪問介護」「通い」「泊まり」の4つの機能を利用者の状態に応じて柔軟に組み合わせてサービスを提供することによって、切れ目のない看護・介護を提供し在宅療養を支えることができます。住み慣れた場所で暮らすことを望んでも、医療ケアの継続、介護負担、生活の不安などさまざまな要因で在宅療養には限界があります。病院や介護老人保健施設（老健）は医師の指示によるショートステイになりますが、「看多機」は「泊まり」に医師の指示は必要ありません。利用者を生活の視点で支え、居宅の訪問以外に通いや泊まりにおいて、看護職員・介護職員が連携してケアを提供することで在宅療養の継続が可能となります。

病院看護師への教育

　急性期病院から在宅に移行するときに看多機を利用することの安心感はとても大きいと感じていますが、病院看護師の看多機への理解が不足しているため、在宅移行がスムーズに行えていない現状があります。

　当法人では、地域包括ケアシステムの看護師教育の一環として、JNA ラダーⅢの研修で、退院支援のケーススタディ、管理・監督職の看多機や訪問看護ステーションなどへの見学研修を行っています。また、患者の在宅移行場所の選択として、病院の退院支援部門と訪問看護ステーションおよび看多機との情報共有を行います。利用者の安心な生活につながる施設やサービスがあっても、病院看護師が看多機の役割を理解していないとサービスを提供することはできないため、病院看護師への教育が重要と感じています。当法人の看多機は開設して2年ですが、法人内をはじめ、地域の方々に少しずつ浸透し、住み慣れた地域で暮らせる在宅療養支援を行うことができています。

開設して見えてきた地域を支える看多機つむぎの役割

　看多機つむぎは北海道の南西部に位置し、美しい自然や夜景が見られる北海道の中心的な工業都市の室蘭市に 2022 年 4 月 1 日、胆振圏域初の事業所として開設されました。

　室蘭市の人口は 75,538 人（2024 年 3 月現在）[1, 2]、65 歳以上の高齢者人口は 29,428 人、高齢化率 38.2%、要支援・要介護認定者数 5,695 人で認定率は約 19.4% です（2023 年）[1, 2]。市内には総合病院が 3 カ所、特別養護老人ホームや老人保健施設、居宅サービスなど介護保険サービスも充実しています。しかし新型コロナウイルスの影響や高齢化により、医師や看護師などの医療職や高齢者の支援に必要な介護人材が不足し、事業縮小や閉業を余儀なくされるところもあります。

　このような地域にある看多機つむぎがどのような役割を担うべきか、開設してからの約 2 年間を振り返ります。

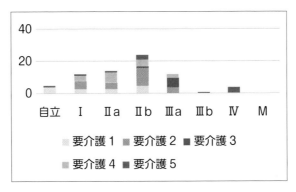

図2　認知症自立度/介護度

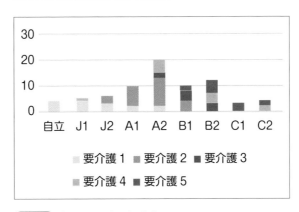

図3　寝たきり度/介護度

1．相談内容と利用者概要

　看多機つむぎへの相談件数は、地域包括支援センター・居宅介護支援事業所からが 83 件、医療機関からが 82 件、その他施設からが 30 件であり、多かった相談内容は「新規対応」「医療処置や介護指導を受けたい」「同居をして仕事と介護を両立したい」「自宅で看取りたい」でした。その他「施設入所や居宅サービスでは対応ができないと言われ困った」とケアマネジャーや家族から相談を受け、相談当日からサービスを開始したこともあります。また地域の方が来所し、介護保険や医療保険など制度に関する相談をされることもあります。

　利用者の世帯状況は独居 28%、同居 72% と同居が多く、認知症自立度（**図2**）はⅡb で要介護 2、次にⅢa で要介護 3、Ⅳで要介護 5 の順となっています。寝たきり度（**図3**）は A2 で要介護 2、A1 で要介護 2、A2 で要介護 4 の順です。また、年代別では 80 歳代が 49% と最も多く、次いで 90 歳代の 24% であり、性別では 57% と女性の利用者が多いです。利用者の疾患では脳血管

疾患、糖尿病や大腸癌などの内科的疾患、変形性膝関節症や腰椎圧迫骨折などの整形的疾患、パーキンソン病や多系統萎縮症、筋萎縮性側索硬化症（ALS）などの特定疾患（難病）、がん末期が多くストーマや経管栄養、インスリン自己注射、喀痰吸引、看取りなどの医療的な支援が中心になっていますが、最近では認知症高齢者の支援が増えています。

　サービス利用期間は6カ月間程度が42%と最も多く、次いで1カ月程度22%、3カ月程度19%と短い利用期間であり、主な理由は施設入所や病状の悪化、急変により入院、自宅での看取りという結果になっています。これらをまとめると、看多機つむぎでは利用者は同居世帯が多く、日常生活動作（ADL）は自分で多少はできるが認知機能の低下や病状に変動がある、医療的なケアが日常的に必要である要介護2〜3の方が多いといえます。

2. 看多機つむぎの役割

　このような結果を踏まえ、認知症の方や病状に変動がある方、医療的ケアが必要な方などが安心して地域で望む生活を続けられるようにするためには、地域での見守りや生活支援の協力が必要不可欠です。運営推進会議などを活用して情報共有や課題の協議を行い、災害対策などの検討やイベントなどを通して地域との関係性を高めていくこと、年々相談内容が複雑化しているため行政や地域包括支援センターと連携して小さな点と点が線になるように支援をしていくことが大切です。また、地域課題である医師不足により一人の医師が多くの患者を診察していることから、医師に的確な情報を提供して、利用者が適切な治療を受けられるように診療の補助や連携をすること、また看多機つむぎの支援や活動を社会に発信して、若い世代が医療・福祉に興味をもち担い手が増えるようにしていくことが地域の中で求められている役割だと思います。

　そのため、看多機つむぎ職員は利用者やその家族を取り巻く状況の変化に早期に気づき、地域や行政、地域包括支援センター、医療・介護・福祉において多職種と協力しながら、利用者が望む生活が続けられるように支援をしていきたいと考えています（**写真1・写真2**）。

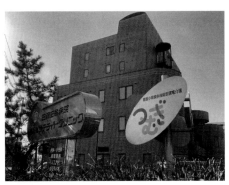
写真1　看多機つむぎの外観

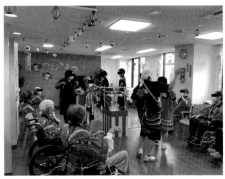
写真2　デイサービスの様子

住み慣れた地域で過ごすための支援

事例1　A さん、80 歳代女性

病名：アルツハイマー型認知症、高血圧

介護度：要介護 1

経過：

　A さんは夫と 2 人暮らしで別居の長女が主介護者です。夫が透析治療を受けており、透析時間に遅れることが多くなっていると病院から地域包括支援センターに相談がありました。夫婦ともに食事・金銭管理・入浴が困難な状況があり、認知症初期集中支援チーム（以下、支援チーム）が介入し、支援することになりました。夫は介護サービス利用を開始しましたが、体調が悪化し、入院となりました。A さんは介護サービス利用について「自分には必要がない」と拒否をしていました。2 カ月後、病院の支援チームから看多機に相談がありました。

　支援チームは、週 3 回程度の自宅訪問をしており、看多機の看護師、介護職員も同行しました。訪問後は、支援チームと定期的なカンファレンスを実施しました。A さんは夫が入院中であり、自分が家を守らなければという思いから、通所サービスを拒否していることが考えられました。妻としての役割をしっかり担っていることを受け止め、まずは看多機職員となじみの関係を構築することを共有しました。職員を変更せずに繰り返し自宅訪問をし、A さんの状況を見ながら、職員を交代し、訪問を継続しました。その後、看護師による

服薬管理、介護職員による生活支援が可能となりました。通所サービスの利用については、無理はせずAさんの意向に合わせながら支援し、週3回通所サービスの利用が可能となりました。

事例2 Bさん、80歳代男性

病名：脳梗塞

介護度：要介護4

経過：

　Bさんは妻と2人暮らし。長女が市内に住んでいます。ある日嘔吐、言葉のもつれがあり入院し、血栓溶解療法を実施しました。入院中のADLは車椅子を使用しており、自力での操作は可能でした。言葉のもつれ、両手の失調の症状が残存、また嚥下機能の低下があり、とろみ食を摂取していました。

　既往に直腸癌があり、ストーマ造設をしています。入院前は自己管理をしていましたが、退院後は家族での管理が必要となりました。5カ月間の入院期間中は、コロナ禍による面会制限があり、家族はBさんと直接会うことができませんでした。Bさん、家族ともに自宅退院を望み、退院前カンファレンスを実施し、看多機を利用することになりました。

　退院前カンファレンスは、感染対策上Bさんの参加は困難となり、ADLはタブレットで確認しました。Bさんはこれまで大きな病気をしたことはなく、定年まで働き家族を支えてきました。家族は、夫・父親の介護が必要になることを受け入れられず、不安が強い様子でした。面会制限のため、長期間会えなかったことも影響していると思われました。退院前カンファレンスでは、Bさんの生活史、家族の思いを多職種で共有し、退院後はそのまま看多機の泊まりを利用してもらい、家族へ介護指導を実践することにしました。家族に対しては、心配事は一緒に解決すること、いつでも相談できる場所があることを伝え続けました。現在は、通所、泊まり、訪問看護を利用し、夫婦で穏やかに在宅生活を送っています。

看多機の地域支援

　看多機では、医療依存度の高い利用者がいるため、体調に変化があった場合、看護師は早急に対応すべきか経過観察でよいのか判断することが求められます。看護師は的確なフィジカルアセスメントを実施し、看護診断を医師へ伝えることが必要です。このことが医師との円滑な連携につながり、地域医療の充実につながると考えます。

　地域医療とは、保健・医療・福祉の連携の中で医療を行うことであり、療養者や家族が住み慣れた地域で過ごすため、本人・家族の抱える問題点を総合的にとらえ、必要な医療介護サービスを多職種で検討することが必要です。平野ら[3]は、「地域での連携においては、医療職と福祉職の対等な関係が必要である」と述べています。職種間で見解の違いがあることを認め、互いに尊重し合うこと、療養者がそれまでの暮らしで歩んできた生活史、希望、願い、信念、信条を丁寧に情報共有していくこと、そして家族との関係性、家族の思いに耳を傾けることが必要です。この姿勢を大切にすることが、個別のニーズに合わせた支援、円滑な在宅移行支援につながると思います。また、このことが地域医療を支える基盤になるのではないかと考えます。

● 引用・参考文献
1) 室蘭市住民基本台帳人口統計資料.
https://www.city.muroran.lg.jp/main/org3600/toukei_mokuji.html（2024.4.19 閲覧）
2) 厚生労働省. 介護保険事業状況報告 月報（暫定版）第 2-1 表 要介護（要支援）認定者数 男女計 保険者別.
https://www.mhlw.go.jp/topics/0103/tp0329-1.html（2024.4.19 閲覧）
3) 平野聖ほか. 医療福祉における多職種連携のあり方に関する研究. 川崎医療福祉学会誌. 24 (2), 2015, 209-20.
4) 一般社団法人全国訪問看護事業協会. 看護小規模多機能型居宅介護開設ガイドブック. 東京, 中央法規出版, 2017, 180p.
5) 秋山正子. つながる・ささえる・つくりだす 在宅現場の地域包括ケア. 東京, 医学書院, 2016, 164p.

索 引

●読者のみなさまへ●

このたびは、本増刊をご購読いただき、誠にありがとうございました。ナーシングビジネス編集室では、今後も皆さまのお役に立つ増刊の刊行を目指してまいります。つきましては、本書に関するご感想・ご提案などがございましたら当編集室（nbusiness@medica.co.jp）までお寄せくださいますよう、お願い申し上げます。

Nursing BUSiNESS チームケア時代を拓く 看護マネジメント力UPマガジン　2024年夏季増刊（通巻254号）

病院主体の入退院支援から地域ぐるみの支援へ－地域とつながる外来看護が鍵！

看護管理者が進める地域療養支援ガイドBOOK

2024 年 7 月 10 日発行

定価（本体 2,800 円＋税）

ISBN978-4-8404-8391-9
乱丁・落丁がありましたらお取り替えいたします。
無断転載を禁ず。

Printed and bound in Japan

編著　田中 いずみ
発行人　長谷川 翔
編集担当　稲垣賀恵／山川賢治
編集協力　有限会社エイド出版
DTP　日経印刷株式会社
本文・表紙デザイン　株式会社アクティナワークス

発行所　株式会社メディカ出版
〒 532-8588 大阪市淀川区宮原 3-4-30
ニッセイ新大阪ビル 16F
編集　TEL 03-5777-2288
お客様センター　TEL 0120-276-115

広告窓口／総広告代理店　株式会社メディカ・アド
TEL 03-5776-1853

URL https://www.medica.co.jp/
E-mail nbusiness@medica.co.jp
印刷製本　日経印刷株式会社